AF330248

Rec'l. 76360

La Guérison du Cancer

Par

Le Docteur Félix DE BACKER

« Le tissu embryonnaire ou *provi-*
« *soire* ne devient *définitif* que par les
« *ferments figurés* (page 30).
Dr F. De B.

DÉPOT LÉGAL
Isère
210
906

PARIS
A. MALOINE, ÉDITEUR
25-27, rue de l'École-de-Médecine, 25-27
1905

T
26
2
94

933140

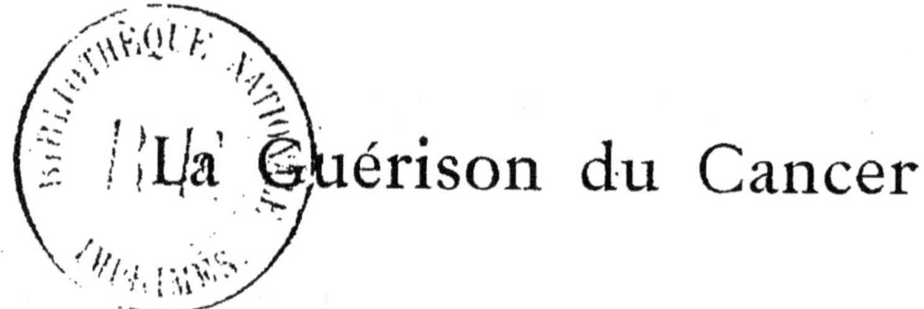

La Guérison du Cancer

8° Te 26 94

OUVRAGES DU MÊME AUTEUR

1. ***Les Ferments thérapeutiques*** (1895), in-8, 520 pages. 10 fr.
2. ***La Fermentation Humaine***. (1900), 336 pages in-12. 5 fr.
3. ***Le traitement du Cancer par les fermenfs antinéoplasiques,*** in-16. (*Epuisé*).
4. ***Le traitement de la Tuberculose en pavillons séparés***. 10 pages. 1 fr. (*Epuisé*).
5. ***La tuberculose et le sanatorium moderne***. (*Epuisé*).
6. ***Pourquoi le ferment de raisin est antithérapeutique*** : *Inconvénients graves de l'acide tartrique pour les dents, l'estomac et l'intestin.*
   Du vin nouveau et des acides qu'il développe. (*En préparation*).
7. ***La guérison de la Tuberculose***. (*En préparation*).
8. ***En attendant le médecin***. (1882). (*Epuisé*).

A. MALOINE, ÉDITEUR
25-27, rue de l'École-de-Médecine, PARIS

La Guérison

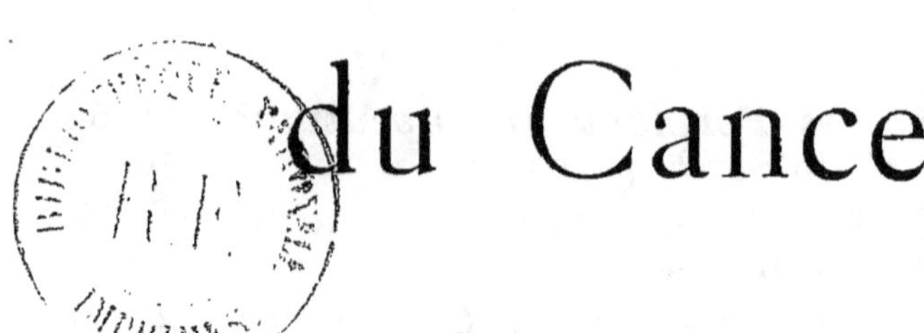

du Cancer

Par

LE DOCTEUR FÉLIX DE BACKER

« Le tissu embryonnaire ou *provi-*
« *soire* ne devient *définitif* que par les
« *ferments figurés* (page 31).
Dr F. De B.

PARIS
A. MALOINE, ÉDITEUR
25-27, RUE DE L'ÉCOLE-DE-MÉDECINE, 25-27

1905

ORDRE DES MATIÈRES

AVANT-PROPOS

Il y a quelque vingt-cinq siècles que l'Homme cherche à guérir le cancer.

De ce mal qui remonte vraisemblablement à l'origine des perturbations des lois naturelles, tout a été dit.....

Mais tout, jusqu'au nom même de cancer *qui signifie* écrevisse, crabe, *montre que l'Imagination a parlé plus que la Science.*

Depuis que la tuberculose fait plus de victimes, la cancérose multiplie les siennes

C'est un fait indéniable.

***

Il y a dix ans que nous voulons voir établir à Paris un « Hôpital du Cancer », comme celui de Londres.

Rien n'est fait en France contre ce fléau.

Une seule œuvre anticancéreuse, dite « du Calvaire » ne peut prendre que quelques malades parmi les innombrables qui sont congédiés, comme « Incurables des Hôpitaux. »

***

On peut guérir la tuberculose ; on guérit la Cancérose.

***

Il y a douze ans que nous voyons se maintenir nos premières guérisons. Nous continuons, depuis cette époque, à en obtenir, dans des cas absolument désespérés.

*
* *

Aujourd'hui l'opinion publique *est saisie de cette grave question.*

*
* *

Nos travaux, nos recherches, nos succès même nous font un devoir de prendre part aux discussions en cours.

Nous dédions ce volume aux observateurs impartiaux.

Nous sommes heureux d'apporter aux malades l'espoir de la guérison dans une maladie proclamée incurable.

I. — Le cancer à travers les âges.

ORIBASE, MÉDECIN DU IVe SIÈCLE. — PARACELSE AU XVIe SIÈCLE. — LE MICROSCOPE ET LE CANCER. — NOS HISTOLOGISTES MODERNES.

Dans l'antiquité, après Hippocrate et Galien, il faut arriver à Oribase, médecin de Julien l'Apostat au IVe siècle, pour avoir une notion du cancer.

« (Sinopsis, livre IX, chap. 51). *Des carci-« nômes de la matrice.* — Ces affections sont « incurables ; cependant on peut modérer la « marche et la douleur par des bains de « siège, avec la mauve, la guimauve, de « l'eau miellée, de la mie de pain, des figues « sèches et de la rue. — On applique aussi « des *cérats* doués de propriétés calmantes, « préparés avec du safran, de l'opium, du « *suint* de laine et du lait de femme. »

Plus loin, le livre XLV, chapitre 11 : « *Des acrochordons* et des carcinômes ». —

Tiré de Rufus (d'Ephèse): « On emploie le « nom de carcinômes pour décrire une es- « pèce maligne — ce nom vient de Xéno- « phon. — Ce sont des excroissances qui « ressemblent à la fleur du thym, ou à des « *yeux de poisson*, soit encore à une mûre « verte ou à une pastèque. — Cette manière « d'être tient à ce que toute région sur la- « quelle s'élève cette excroissance, est deve- « nue manifestement dure au toucher, et à « ce que les veines deviennent plus épaisses, « plus noires et restent visibles dans un « espace plus étendu qu'auparavant.

« Souvent leur volume augmente, tantôt « lentement, tantôt assez rapidement : ces « tumeurs sont douloureuses.

« Leur siège est souvent la lèvre, l'oreille, « le nez, le cou, le siège, les parties géni- « tales, la mamelle des femmes.

« Si nous avons à traiter de pareilles « excroissances, nous devons par le fait même « que nous les reconnaissons, *nous dé- « fendre de trop de précipitation à les exci- « ser*; car souvent elles s'ulcèrent après : Il

« est donc utile que, profitant de l'expérience « que nous devons à Xénophon et à notre « pratique personnelle, nous établissions le « *pronostic* et que nous dirigions avec pru- « dence le traitement de ces tumeurs. »

Oribase à son fils : Livre VII, chapitre 13 : « Les carcinômes proviennent de la bile « noire, mais d'une bile noire qui ne bouil- « lonne pas ; si cette humeur est âcre, il « se forme des carcinômes ulcérés : les « carcinômes sont beaucoup plus noirs que « les *inflammations* : ils *n'ont point de* « *chaleur :* sur ces tumeurs, les veines sont « aussi plus pleines, plus tendues que sur « les tumeurs inflammatoires : à cause de « l'épaisseur de cette tumeur, le carci- « nôme est incurable : elle ne saurait être « répercutée ni dissipée ; elle ne cède pas « aux purgations de tout le corps, se rit des « médicaments plus ou moins doux ; elle « éprouve toujours des exacerbations sous « l'influence de médicaments actifs. »

Comme application locale, Oribase re- commande « *les fleurs de zinc*, quand il y a

« ulcération. Sinon, il purge avec l'agourre « et le *purgatif sacré* qui contient de l'ellé- « bore noire. »

« Quant au régime, le malade doit user « abondamment de crème d'orge mondée et « de petit lait. Comme légume, courges. « mauve, aroches, blite — il peut aussi man- « ger tout poisson de roche et tous oiseaux, « sauf *ceux* des *marais* (1).

*
* *

Il nous a paru curieux de mentionner cet échantillon de l'art médical au IVe siècle.

*
* *

Paracelse au XVIe siècle, ressuscita l'opothérapie connue empiriquement sous Tibère.

*
* *

Récamier, en 1810, espérait obtenir un résultat pour le cancer des seins, en comprimant ces organes, comme pour le *sevrage* des nourrices.

(1) (Russeneacker et Daremberg œuvres d'Oribase, tome V.) page 345-346. Paris 1873,

Velpeau s'adressait aux emplâtres de Canquoin et autres.

*
* *

Nous ne pouvons rappeler ici tous les essais : il faudrait vingt tombereaux pour transporter les volumes où s'étalent les écrits sur LE CANCER.

*
* *

On écrit toujours beaucoup, quand on ne sait pas.

*
* *

La conclusion de nos histologistes modernes c'est que le cancer est une *cellule épithéloïde qui devient géante, et se met à proliférer.*

Il sont unanimes pour déclarer que le TISSU CANCÉREUX EST EMBRYONNAIRE.

*
* *

Voilà ce que nous apprennent nos classiques actuels et ce que le microscope nous montre.

II. — Loi physiologique de toute reproduction des cellules.

LE MICROBE-GERME ET LA CELLULE APPROPRIÉE. — PÉNÉTRATION DE LA CELLULE PAR UN EXCITATEUR EXTÉRIEUR A LA CELLULE.

Quand on examine de près les phénomènes qui président à la reproduction des cellules, on est frappé de l'existence constante d'un principe vivant dont le rôle consiste à *pénétrer dans une cellule appropriée.*

Voici une fleur de pommier.

Pour obtenir un embryon de pomme : 1° Il faut le micro-organisme-pollen ; 2° il faut qu'il soit spécial au pommier ; 3° il faut qu'il pénètre dans la fleur (pistil).

Le pollen du prunier ne ferait pas le même effet.

*
* *

Quel est le rôle du micro-organisme-germe ?

Il semble, avant tout, électro-magnétique ; il amène autour de la cellule, qu'il vient de sélectionner et d'imprégner, tous les éléments nécessaires pour se multiplier ; il écarte tout ce qui peut être nuisible.

Nous observons quelque chose d'analogue dans le *fer aimanté*, dont les attractions et répulsions semblent constituer une sorte de *vie minérale*.

Le micro-organisme-germe ne constitue pas, par lui-même, une cellule dont on puisse distinguer le noyau, le protoplasme, avec ou sans enveloppe. Il semble un corpuscule très spécial, sécrété, comme le corpuscule du glycogène, comme la bile, comme la salive ou des ferments, sans qu'on soit obligé d'admettre une forme cellulaire.

Nous pouvons admettre cependant que ce micro-germe soit une cellule modifiée, remplissant la fonction de l'accumulateur en électricité. Son rôle serait de fournir le mouvement vibratoire dont la vie est l'expression.

Ce que nous voulons faire remarquer ici, c'est que dans toute évolution de cellule, le « primum movens » est en dehors d'elle, qu'il est différent de celle-ci, qu'il constitue un individu antérieurement vivant.

Le corpuscule, pollen ou germe, est un accumulateur de vie qui imbibe la cellule, en se confondant avec elle. Celle-ci est dès lors, en puissance vibratoire dans une évolution harmonique. Elle se multiplie suivant un plan atavique, spécial à chaque être.

Levûre, champignon, graine, fruit, arbre, animal, chien, chat, cheval, éléphant, anthropoïde, etc., suivant un processus ancestral, sortiront de l'ovule *approprié*, imprégné du germe *approprié*.

La non-appropriation suffit toujours pour

amener la stérilité ou la déviation du processus ancestral, qui est le plan normal.

Le *monstre* est la Conséquence de la non-appropriation des deux termes, *cellule-matrice et germe.*

Il y a toujours, d'après Virchow, une cellule-matrice pour recevoir le germe. Nous verrons plus loin que sans cette cellule-matrice, il n'y a jamais de maladie *évoluable.*

De l'appropriation la plus parfaite, sort la reproduction la plus harmonieuse, la Beauté Humaine.

La callopédie ou l'art d'avoir de beaux enfants, l'élevage, la culture des races, chevalines ou autres, constituent l'art d'approprier les deux éléments.

Le parasitisme commence quand cesse l'appropriation des deux éléments ; il aboutit fatalement à la monstruosité pathologique, ou à un produit amorphe.

*
* *

Le para (au-dessus) sitos (nourriture) est un principe excitateur non approprié.

*
* *

La microbiologie a trop multiplié les espèces de parasites : nous savons aujourd'hui qu'on peut les ramener à un très petit nombre, voire même à un type unique, comme l'on a pu ramener toutes les cellules à un type unique.

*
* *

Les modificatious apportées à ce type unique par le terrain, la température, les circonstances de variations brusques ou lentes dans les cultures intra-organiques ou extra-organiques ont pu doter le microbe-type de toutes les formes observées.

*
* *

Le bactérium-termo, ou microbe de la putréfaction peut être tenu comme le *principal* envahisseur des tissus animaux. Pour arriver dans le sang, il suffit qu'il soit absorbé par l'intestin où il surabonde.

*
* *

Nul n'absorbe de microbe par une peau et une muqueuse non ulcérées : l'animal est un vase clos dans lequel fermentent les tissus ou cellules-levûres, dans un moût spécial qui est le sang.

*
* *

Toutefois la migration des microbes intestinaux peut se faire par l'intestin grêle, lorsque l'animal n'est plus assez EXPANSIF : quand il est plus faible ou en infériorité de résistance, il devient IMPANSIF.

Ces deux mots expriment bien les deux

états de l'être en *supériorité*, et de l'être en *infériorité de résistance.* Celui-ci attire le microbe dans le sang : celui-là le repousse et l'élimine.

***

Le bactérium-termo ou microbe-type en terrain phosphaté riche devient *staphylocoque doré* (anthrax) ; en terrain déphosphaté et pauvre, il devient bacille de Koch.

Les cultures du bactérium-termo, en variant les terrains, témoignent le fait que nous avançons, après de nombreux expérimentateurs.

***

Ce que nous voulons retenir ici, c'est le mode de toute évolution cellulaire par un procédé unique : *La Pénétration de la cellule par un excitateur extérieur à la cellule.* » (1)

(1) Dans le phénomène dit « de parthénogénèse », les deux éléments, je veux dire la cellule et son germe se sont *antérieurement* rencontrés : la loi est la même.

III. — La levûre animale existe.

DÉCOUVERTE DE LEVURES DANS LES FŒTUS ANIMAUX. — LEUR ROLE DANS LES TISSUS EMBRYONNAIRES NORMAUX. — LEUR TRANSFORMATION LENTE EN GLOBULES SANGUINS.

Cette découverte est considérable.

L'expérience est facile à faire. Nous la répétons constamment.

On prend un kilogramme de poumon de fœtus de veau, de porc ou de mouton.

On le place dans un litre à un litre et demi d'eau sucrée à 15 0/0, soit environ 150 grammes de sucre pour un litre d'eau.

On laisse cette préparation à la température de 35° à 40°.

***

La fermentation se fait au bout d'uneheure à deux heures : Elle est assez vive et dégage de nombreuses bulles d'acide carbonique.

***

On voit la levûre monter à la surface où l'on peut aisément la recueillir pour l'ensemencer sur gélose ou dans un deuxième moût sucré.

***

Suivant l'âge du fœtus, il y a plus ou moins de ferments figurés.

***

Ceux-ci se présentent sous le microscope en forme de conidies, quelquefois en ascospores, suivant qu'ils ont eu plus ou moins d'air.

Ce qui distingue nettement ces levûres des levûres ordinaires de bière ou de jus d'orge, c'est leur forme plus arrondie et la netteté de leur membrane enveloppante, beaucoup plus élastique.

C'est aussi *leur développement considérable*, quand on les laisse se développer en sporulation endogène : les cellules alors peuvent devenir énormes, avant de se vider.

La quantité de levûres physiologiques récoltées est d'environ un gramme pour cent grammes de poumon de fœtus de veau.

Tout médecin peut se rendre compte de la présence des ferments figurés — *saccharomyces animaux* — en sacrifiant une lapine grosse de quinze jours — et plongeant simplement les fœtus dans l'eau sucrée, avec une partie hors de l'eau.

Les tissus embryonnaires animaux contiennent toujours des levûres.

Ces levûres proviennent des cellules primitives de l'amnios : il est plus que probable que l'ovule lui-même en contient à l'état de *spore* (?).

Dans la vie, à l'abri de l'air atmosphérique, qui est celle des embryons animaux, il y a une fermentation très active, puisqu'il y a reproduction cellulaire très abondante. La levûre fait ici fonction des globules sanguins ; ces derniers ont besoin d'une quantité d'oxygène bien plus considérable pour se multiplier et agir.

Dans les tissus embryonnaires, les globules sont engourdis et d'une coloration vineuse de mi-asphyxie. — Les levûres sont très vivaces et continuent à décomposer le glucose en alcool, acide carbonique et eau, qui ne peuvent être éliminés que par les exosmoses de la mère.

Quand Pasteur montre qu'une demi-asphyxie des levûres favorise la production de l'alcool naissant, au détriment de la reproduction de la levûre, il constate un fait qui n'est pas en contradiction avec ce qui se passe dans la fermentation fœtale.

Il y a, en effet, dans cette fermentation pénurie d'oxygène et les levûres, qui sont ici les cellules de l'organisme, se multiplient avec une rapidité moindre qu'après la naissance et dans l'enfance où l'oxygène est absorbé en si grande quantité.

Les cellules-levûres de la fermentation humaine étant nos tissus épithéliaux, muqueux, glandulaires, osseux, etc..., tant que ceux-ci sont en voie d'accroissement, il faut une *quantité d'oxygène considérable absorbée* afin que la reproduction cellulaire soit plus considérable que la consommation journalière ne l'exige.

De là les échanges constants et rapides chez les jeunes enfants et adolescents, et aussi leur spéciale *fébrilité.*

Quand l'organisme a achevé son développement, il suffit de garder un équilibre entre l'acquit et la dépense : l'oxygène est toujours nécessaire pour que l'alcool, l'acide carbonique et la vapeur d'eau deviennent assez considérables et soient suffisamment éliminés : mais il est moins utilisé alors pour fabriquer que pour conserver.

Moins oxygéné, le sang décompose moins de glycose en alcool acide carbonique et eau : il y a donc tendance à l'accumulation de ces principes dans le sang, d'où *la stase sanguine.*

***

Claude Bernard a d'ailleurs signalé la présence des levûres dans les fœtus et tissus embryonnaires, sans chercher à interpréter leur action. Cette action est capitale.

*
* *

Dans la vie, à l'abri de l'air atmosphérique, qui est celle des fœtus, il y a une fermentation extrêmement active, puisqu'il y a production de neuf livres de cellules en neuf mois.

Le foie de la mère est forcé de fournir une quantité de glycogène extraordinaire : mais la Nature y pourvoit et cette quantité est quelquefois dépassée : le diabète de la grossesse est la conséquence de cette hypersécrétion.

*
* *

La température de la mère en gestation est souvent au-dessous de la normale, favorisant ainsi la production de sa tumeur normale et enkystée, qui s'appelle le fœtus.

*
* *

Dans la vie fœtale, les levûres font fonction de globules sanguins et sont des agents très actifs de la décomposition de la matière glycogène en dextrine, glycose, alcool naissant, acide carbonique, eau.

⁂

Les globules sanguins ont besoin de bien plus d'oxygène pour faire ce travail que de véritables levûres ou *saccharomyces cerevisiæ*...

⁂

Dans le fœtus, nous l'avons dit, les globules sanguins sont en demi-asphyxie, de coloration vineuse ; ils sont comme engourdis ; les levûres au contraire, sont très vivaces, continuant la fermentation humaine, dont le gaz acide carbonique et l'eau sont éliminés par les exosmoses de la mère.

⁂

Une expérience que nous avons faite souvent nous donne une idée de ce qui se passe dans ce cas.

*
* *

Pour montrer comment les levûres se chargent et se déchargent facilement de l'oxygène, il suffit de faire fermenter une bonne levûre sous une couche d'huile, qui la soustrait à l'air.

*
* *

Nous avons pu en conserver ainsi à l'abri, de l'air, pendant plus d'un an.

*
* *

Le phénomène qui se passe alors est des plus curieux.

Quand la colonie a épuisé l'air qui lui est indispensable, on voit se détacher de l'agglomération cellulaire du fond, quelques cellules, en très petit nombre ; elles traversent rapidement, comme de véritables bulles de gaz, toute la couche d'huile, font provision d'oxygène et redescendent pour le communiquer à la colonie.

***

Le fœtus étant plongé dans les eaux ammiotiques, le placenta est son poumon actuel; quant aux poumons embryonnaires, ou glandes respiratoires de l'avenir, elles forment des petites masses, dures, d'un rouge très foncé, à peine nourries par l'artère bronchique.

Les vaisseaux pulmonaires ne reçoivent pas de sang.

***

C'est dans ces poumons embryonnaires qu'on trouve le plus de levûres.

***

D'où viennent-elles ? Nous avons cherché et trouvé.

***

Dans le phénomène si mystérieux de la génération animale, les vaisseaux se montrent vers le quinzième jour, sur le feuillet interne du blastoderme, membrane vitelline composée de cellules embryonnaires, appelées *vaso-formatrices*.

Ces cellules sont de magnifiques levûres, de même que les vésicules de Graff dont l'évolution est si caractéristique.

On peut mettre en évidence l'existence de levûre, dans les vésicules de Graff et les ovules ; il suffit pour cela de prendre les organes d'une lapine à l'époque de la congestion périodique, et de les placer dans l'eau sucrée, à l'air libre : Il y a une fermentation, plus ou moins active suivant les cas ; il monte toujours assez de levûre pour qu'on puisse en voir sous le microscope : la forme à l'air libre est conidienne : sous une couche d'huile, elle est endogène.

Ce qui ressort dès maintenant de nos observations, confirmées par celles de Claude Bernard, c'est qu'il existe une *levûre animale* analogue à la *levûre* dite *végétale* ; ce qui revient à dire que le point où les deux règnes se touchent, se traduit par un intermédiaire ni simplement végétal, ni simplement animal — qui est une levûre, un ferment figuré du genre *saccharomyces*, puisqu'il décompose *le sucre*.

***

Nous avons vu qu'il y a une *levûre dans toute agglomération cellulaire harmonique, ou tout organisme embryonnaire.*

***

On ne trouve aucune levûre dans le cancer, ni dans les tubercules, ni dans aucune tumeur franchement parasitaire, comme l'actynomycose ; *cette levûre semble alors remplacée par le micro-organisme-parasite* qui ne permet pas au tissu embryonnaire de devenir *tissu limitant* ou *adulte*.

On trouve au contraire des levûres dans les fibrômes, les myômes, les cancroïdes simples. C'est ce qui distingue ces productions des tissus sarcomateux ou carcinomateux, etc., Grâce à l'action de leurs levûres, ces tumeurs, dites de bonne nature, peuvent atteindre un degré d'évolution suffisante pour constituer leurs membranes limitantes qui les isolent des autres tissus.

⁂

Dans son opuscule sur les RÉGÉNÉRATIONS D'ORGANES, le docteur Carnot aurait pu trouver dant cette particularité, l'application du plus grand nombre des faits qu'il signale dans les régénérations fibreuses et médullaires.

Le rôle de la levûre dans les tissus embryonnaires est celui de pousser le moût

humain ou le sang à une évolution complète, dans la fabrication des tissus. Cette évolution n'est complète que lorsque les tissus ont atteint leurs membranes limitantes, osseuses, muqueuses, viscérales, épithéliales : c'est ce que nous appelons l'*âge adulte* en opposition avec l'*âge embryonnaire*; l'un est un tissu définitif, l'autre transitoire ou mieux, en route, en *devenir*.

***

Où se trouve localisée la levûre dans le tissu embryonnaire ?

Il est très difficile de préciser dès l'abord. Sont-elles dans le sang ? Que sont-elles vis-à-vis du sang ?

***

Nous avons cherché en suivant pas à pas la voie suivie par notre maître, Claude Bernard.

En prenant le poumon du jeune fœtus de veau et le laissant plonger dans l'eau sucrée jusqu'en haut, il se produit moins de ferment que lorsqu'on ne plonge pas tout à fait : il semble que ce poumon embryonnaire se comporte comme la graine qui ne peut germer sous l'eau (Dehérain), alors que le simple *trempage* constitue le meilleur procédé pour sa germination.

Quoi qu'il en soit, la fermentation à laquelle ce poumon petit, dur et lourd, donne lieu, commence assez activement dès la première heure, à la température de 38° à 40°. La levûre sort des profondeurs glandulaires qui ont déjà leurs formes alvéolaires quoique comprimées. Elle remplace manifestement le sang absent des veines pulmonaires et des vaisseaux capillaires non distendus.

Il n'y a d'ailleurs, d'après tous les auteurs, aucune communication entre les vaisseaux de la mère et ceux de l'enfant.

*
* *

Comment, dès lors, se forment les globules sanguins ? En un mot: d'où vient le sang chez l'enfant ?

*
* *

Cette question, l'une des plus passionnantes de l'histoire animale, est encore des plus controversées.

*
* *

Pour élucider cette question, nous avons fait les expériences suivantes, faciles à répéter :

1. On prend environ 300 grammes de poumon de fœtus ;
2. On fait fermenter à 38° environ ;
3. On recueille les levûres sur un cristallisoir ;
4. On les place sous le microscope, en additionnant d'une goutte d'eau sucrée.

Voici ce que nous observons :

Il y a deux générations de levûres, les unes en forme de conidies avec sporulation externe comme les cellules ordinaires de la bière ; les autres en forme d'ascospores ou spores endogènes qu'on peut voir grossir sous les yeux.

Ces grandes cellules paraissent quelquefois comme vidées ; la sphère apparaît avec des échancrures, en demi-lune : d'autres présentent des crevasses à la partie supérieure : elles ressemblent à un brou qui se fendille pour permettre à la noix de sortir.

Chaque cellule est grosse d'une quantité phénoménale de petites granulations qui, en s'échappant, font penser aux myriades d'étincelles d'une gerbe de feu d'artifice. Ces innombrables granulations ont des mouvements amiboïdes extrêmement rapides. Ils inondent quelquefois le champ du microscope en devenant libres.

Si l'on continue à les suivre, ont les voit se colorer lentement de la périphérie au centre.

⁂

C'est ainsi que l'on peut voir les ferments figurés des levûres devenir peu à peu les éléments figurés du sang : *c'est ainsi que les globules sanguins et les granulations fines de la fibrine du sang ne cessent jamais d'être de véritables saccharomyces ou levûres.*

IV. — Où commence la pathologie cellulaire? Qu'est-ce qu'une tumeur?

C'est Claude Bernard qui a fait cette remarque *que la pathologie commence où cesse la physiologie* « Vérité de La Palice, disait-il en riant, mais au fond, quand on regarde bien : toute vérité est aussi simple ».

***

Le rôle du médecin est d'appliquer les lois physiologiques.

Pour les appliquer, il faut bien les connaitre.

***

On s'étonne du caractère éphémère des pratiques médicales. Entre médecins même, on se dit : « Prescrivons ce remède pendant qu'il guérit ».

D'où vient cette inconstance des remèdes ?

*
* *

La raison est dans l'ignorance des lois physiologiques.

Presque tous les médicaments reposent sur des hypothèses.

La pathologie n'est souvent qu'une exagération de la physiologie.

Il doit y avoir nombre, poids et mesure pour avoir l'équilibre des fonctions de l'être organisé.

*
* *

Tout développement cellulaire — en trop ou en trop peu — constitue une maladie.

La vie n'est que le mouvement constant de ce petit être — la cellule — qui ne peut pas se trouver en repos : il faut qu'elle *augmente*, qu'elle se *reproduise*, qu'elle *disparaisse*.

C'est la cellule, dont l'agglomération par milliards constitue notre *bloc vivant* : le corps entier ne fait qu'imiter, en un temps, plus long, ce que fait chaque cellule, en un temps plus court.

*
* *

Le mouvement intime de la cellule ne se fait que par la nutrition.

*
* *

La nutrition parfaite, c'est la Santé parfaite.

*
* *

La nutrition est une sorte de *bain* des éléments ou cellules dans un liquide en fermentation.

*
* *

« L'*alimentation*, dit Claude Bernard, *est intermittente* ; la *nutrition est continue.* »

« Pour que la nutrition puisse être cons-
« tante, il faut qu'il y ait des réserves : Les
« réserves sont dans *le sang.* »

C'est le sang qui est le bain ou milieu intérieur liquide.

Pour les organismes élevés, le milieu nutritif est d'autant plus complexe que ceux-ci sont plus compliqués.

Pour les organismes très simples, comme les levûres, il suffit à leur milieu d'avoir de l'eau, de l'ammoniaque, du sucre et un sel terreux,.

Rien d'étonnant dans cette simplicité : Les levûres décomposent l'ammoniaque pour en prendre l'azote, et l'eau sucrée pour fabriquer l'alcool.

Elles *se reproduisent* tout en *produisant* un corps qui renferme du carbone, de l'oxygène et de l'hydrogène : ($C^4H^6O^2$). Pour se reproduire, elles ont pris à l'air une grande quantité d'oxygène, à l'eau une grande quantité d'hydrogène, tout en laissant échapper une grande quantité d'acide carbonique.

*
* *

L'organisme animal puise son azote dans les viandes et les végétaux ou herbages, de l'oxygène à l'air, de l'hydrogène à l'eau, du carbone au sucre pour fabriquer le milieu intérieur, le sang.

Celui-ci est le *moût* Az HOC où se reproduisent les *levûres-cellules animales*.

C'est cette levûre animale qui devient squelette, muscle, tendon, nerf, vaisseaux, muqueuse et peau — à la condition de FERMENTER, c'est-à-dire, de s'OXYDER, autrement dit de prendre de l'oxygène dans l'air.

*
* *

On voit de suite que le rôle du sang est capital dans la nutrition.

C'est à la fabrication du *bon sang* que doivent concourir les organes digestifs, hémopoïétiques, glycogéniques, — toutes les glandes salivaires, stomachiques, intestinales, spléniques, hépatiques.

*
* *

Avec un morceau de pain et de l'eau, l'Homme fabriquera du « bon sang », si le moral est bon. Avec des aliments succulents, il se fera du « mauvais sang », si le moral est mauvais.

Le peuple a raison quand il emploie ces expressions : « se *faire du bon*, *du mauvais sang* ou *de la bile*. »

*
* *

Le sang est l'occasion de *néoplasie* dans une foule de circonstances, où il charrie des impuretés microbiennes ou insolubles qui se fixent dans le système *glandulaire ou passif* et deviennent des principes excitateurs de proliférations cellulaires.

La tumeur est le résultat de ces prolifération de cellules.

V. — Du sang : Les trois éléments figurés du sang : globules rouges — globules blancs — fibrine. — Du sucre normal contenu dans le sang.

Le milieu intérieur des cellules animales constitué par *le sang* est très complexe : il contient principalement l'azote, le carbone, l'hydrogène et l'oxygène comme corps capables de se combiner avec la soude, la potasse et autres corps simples.

Claude Bernard a montré l'importance de l'amidon animal, ou matière glycogène qui se change dans le sang en dextrine et en glycose. Ce sucre est indispensable à la *fermentation vitale*.

***

Le sang est mi-salé, mi-sucré (milieu marin et végétal).

*
* *

Les phénomènes actifs d'une fermentation normale ne peuvent exister sans ces deux conditions : les états de la cachexie et de l'œdème sont la conséquence d'un équilibre rompu dans la proportion où ces deux substances : — sel et sucre, — existent dans le sang.

*
* *

La matière sucrée, dit Claude Bernard, semble être un *excitant nutritif* important pour les éléments histologiques (cellules) végétaux et animaux.

Ce phénomène est très apparent pour tous les épithéliums, où l'on voit les cellules jeunes naître au-dessous des anciennes et pousser les couches superficielles. »

A quoi sert le sucre dans le sang ?

Il est aux trois éléments figurés du sang, ce qu'il est aux levûres dans un moût qui fermente.

Ces trois éléments figurés sont trois ferments du genre *saccharomyces*, ou dissociant du sucre.

*
* *

Béchamp dans son dernier ouvrage (1) démontre que les granulations très fines de la fibrine transforment un quantité considérable d'empois d'amidon en diastase, et remplissent le rôle d'un ferment figuré.

*
* *

La fibrine est donc bien une substance anatomique variable et non un principe chimique, défini, toujours le même : sous ce rapport, conclut Béchamp avec raison, « elle tient du *ferment figuré.* »

On sait combien celui-ci est variable suivant les milieux ou moûts qui le baignent.

*
* *

Il est naturel que Béchamp, en démontrant que la fibrine peut transformer l'empois

(1) *La fibrine considérée comme troisième élément figuré du sang*, par Béchamp (Paris, 1903).

d'amidon en diastase, conclût à l'existence dans cette substance d'un ferment, qui ne peut être que le MICROZYME, base et type de tous les ferments, capable de devenir bactérie, bacille, streptocoque, suivant les milieux, capable aussi de rester ferment normal. dans un milieu normal.

Les doctrines pour lesquelles Béchamp combat violemment, durant sa longue existence de quatre-vingt-dix ans, triompheront, maintenant que la soif de l'unité doctrinale gagne les générations montantes.

Ce que nous pouvons dire dès aujourd'hui, c'est que tout esprit non prévenu exige qu'Il y ait une origine vivante, *même aux microbes pastoriens* les plus simples. Ils sont eux-mêmes des êtres ayant déjà subi une évolution qui a pu les différencier les uns des autres : cette différenciation ne peut être qu'une conséquence des milieux.

***

Toute une philosophie nouvelle, je me trompe, l'éternelle philosophie se dégage des données modernes.

Béchamp ramenant tout ferment au *microzyme*, monte plus haut que Pasteur et ses innombrables microbes : Gustave Le Bon monte encore plus haut dans ses nouveaux *produits de la dématérialisation de la matière*, dont les phénomènes électriques et radio-actifs sont les manifestations.

Il y a des produits toujours identiques de dissociation des atomes : ils ne varient qu'en quantité, et en vitesse d'émission. On *ionise* un gaz, en provoquant des molécules qu'on appelle des *ions* qui portent des charges électriques positives ou négatives : celles-ci rendent ces gaz conducteurs d'électricité.

Gustave Le Bon qualifie « l'émanation » une *substance demi-matérielle,* parce que ses propriétés sont à la fois celles des corps matériels et celle des corps *qui ne le sont pas encore* ou *qui ont cessé de l'être.*

*
* *

Revenons au milieu nutritif de la cellule, *le sang*. Le *globule rouge* n'a pas la même fonction que le globule blanc, que la fibrine. Il enlève l'oxygène à l'air, comme le grain enlève l'oxygène à l'eau, dans l'opération qu'on appelle le *trempage*. Il en résulte de part et d'autre une élévation de température considérable.

*
* *

Le globule ou ferment rouge du sang se spécialise, pour ainsi dire, dans cette fonction aérifère et calorique. Ce qui ne veut pas dire que l'aglobulie et l'anémie excluent la fièvre ; celle-ci peut être la conséquence de combustions et reproductions cellulaires tout autres.

Le globule rouge se charge et se décharge d'oxygène dans son va-et-vient constant à travers les cellules qui forment nos tissus.

*
* *

Quand on mélange le sang à l'eau, le globule rouge *se vide* de tout ce qui est soluble dans l'eau, *par osmose*, et en partie de sa partie colorante qui est l'hémoglobine : il ne brise pas son enveloppe, pour cela. Il est possible de le recolorer en solution concentrée d'hémoglobine.

*
* *

On peut ainsi colorer des levûres avec de l'hémoglobine et fabriquer du sang avec des ferments figurés. Nous avons fait ces expériences très fréquemment.

*
* *

Les globules blancs du sang sont des globules qui sont nommés *leucocytes* ou cavités blanches, cellules blanches ; ils sont destinés à se colorer, dans les vaisseaux où ils se forment par reproduction des cellules *vaso-formatrices* de Ranvier. Ils peuvent aussi circuler à travers les vaisseaux beaucoup plus librement que les globules rouges, ceux-ci plus ronds, mieux formés et ayant perdu déjà leur *pouvoir amiboïde, et polymorphe*: le globule rouge est la partie *noble du sang* : le globule blanc est hydraté, amorphe et polymorphe; il peut devenir rouge et se colore par osmose, au contact du globule rouge, qui cède son hémoglobine à son eau.

⁂

Quand on veut faire une fermentation vigoureuse dans le sérum sanguin, on ajoute 50 grammes de sucre pour 500 grammes de sérum : on peut voir alors une quantité de productions amiboïdes tout à fait analogues aux globules blancs.

Les ferments-cellules que nous avons recueillis dans ces expériences sont âgés de plus de six ans : Ils sont encore vigoureux.

⁂

Le rôle des globules blancs ou leucocytes est considérable dans la défense de l'organisme contre les parasites : Metchnikoff nous a fait assister aux mêmes combats que ceux que l'on voit sous le microscope, entre les microbes et les levûres ou ferments.

C'est partout la même vie, la même lutte, la même victoire ou la même défaite.

***

La fibrine, qu'on fixe par le battage du sang en un tissu dur et élastique, existe dans le sang à l'état de fines granulations, comme l'ont toujours soutenu Milne Edwards et J. B. Dumas.

Ce troisième ferment figuré du sang est encore plus amorphe que le globule blanc ; il se réduit à une simple granulation.

Un noyau, sans atmosphère autour, sans protoplasme, ni membrane.

C'est de la vie concentrée,

Les granulations de la fibrine traversent tous les vaisseaux, dès qu'il y a compression ou stase veineuses.

***

Koch prétend que le bacille de la tuberculose peut arriver à n'être plus qu'une *fine granulation*, un simple noyau, une spore qui peut se réfugier, *se terrer*, dirons-nous dans une cellule géante *vidée*, jusqu'au moment d'un réveil possible. La spore tuberculeuse peut ainsi être assimilée à une simple granulation de fibrine. Nous verrons plus tard comment cette assimulation peut être décisive dans l'évolution du cancer.

Le noyau pur, la granulation fine, principe vital insoluble, se rencontre donc au tréfond de tout être, comme on le trouve dans les poussières calcaires des carrières de Sens et cent mille autres lieux.

Sont-ce là *les vestiges indestructibles d'êtres vivants disparus ?* Les microzymes de Béçhamp sont-ils les pères de microbes de Pasteur, comme de tous les autres, suivant les milieux ?... C'est possible.

Fibrineux, blanc, rouge, tels nous apparaissent les trois ferments figurés du sang, par ordre d'évolution successive ; ce qui signifie que la fibrine a précédé le globule blanc et que celui-ci a précédé le globule rouge dans le sang : Avec du sucre et de l'albumine, la fermentation est complète.

Les globules rouges, blancs et la fibrine sont en suspension parfaite dans tous les points du circuit, à la condition qu'ils restent dans les vaisseaux où ils se reproduisent librement et aseptiquement.

Les trois ferments figurés exercent leur action élective sur le sucre et l'albumine du sang.

Claude Bernard a démontré que l'animal meurt toujours, quand il n'a plus de sucre dans le sang. La fermentation glycosique qui constitue la vie animale et végétale s'arrête alors.

*Le végétal, et l'animal doivent produire intimement de l'*ALCOOL NAISSANT, AUSSITOT *décomposé en énergie, acide carbonique et eau*, (un principe qui n'est déjà plus matière, et deux principes matériels).

*
* *

Il paraît y avoir dans le sang normal de un à trois grammes de sucre pour 1.000 grammes.

C'est peu pour une fermentation glycosique franche.

Il y en a beaucoup plus dans les tissus embryonnaires.

Nous le verrons plus loin.

*
* *

Quoi qu'il en soit, *le sang reçoit, chez l'adulte, son sucre, à la sortie du foie*, où Claude Bernard constatait qu'il était plus chaud de plusieurs degrés. L'équilibre de la température se fait par la rapidité de la cirlation sanguine — 17 à 20 secondes pour qu'un globule fasse le tour du corps humain, — beaucoup moins de temps chez l'oiseau, — beaucoup plus de temps chez les poissons et la grenouille.

*
* *

La vie humaine se résume donc toujours dans « LA FERMENTATION HUMAINE », ainsi que nous l'avons démontré, dans un ouvrage antérieur, et dans toute une série d'articles de la *Revue de l'Antisepsie et de l'Asepsie*, depuis 1890.

*
* *

Quand ces notions auront pénétré dans toutes les cervelles médicales, combien de fautes seront évitées, que de médications seront simplifiées !... On traitera toutes les maladies par des FERMENTS APPROPRIÉS, *modificateurs* des tissus lésés.

VI.— Y a-t-il un sang cancéreux ?

DES ÉLÉMENTS FIGURÉS ET DU MOUT SANGUIN, CHEZ LES CANCÉREUX

Dans le phénomène de la nutrition, dit Claude Bernard, l'acte d'assimilation consiste à mettre en contact dans l'intimité de chaque élément anatomique, des principes immédiats semblables à ceux de la substance même de ces derniers.

Ce sont ces substances ou principes immédiats qui ont reçu le nom de *blastèmes* (germination).

*
* *

« Les *blastèmes* sont des productions propres à chaque élément anatomique ; le plasma sanguin semble n'être utile que *pour les fixer et les multiplier sur place*. Ce fait est très important pour expliquer la différenciation des tissus animaux. »

« Fixer et multiplier sur place l'élément anatomique sur lequel il est arrêté ; » c'est une véritable germination sur place, par la stase sanguine, qu'indique cette citation de notre grand maitre.

La circulation active du sang l'empêche seul de se fixer et de multiplier sur place les éléments anatomiques ; c'est le cas du fiévreux.

Tout ce qui favorise la stase sanguine favorise l'hyperplasie, la néoplasie cellulaire.

***

Il y a donc un sang cancéreux a priori ; c'est celui qui circule mal.

***

Quel est le sang qui circule mal ?

Le sang dense ou lourd ; celui qui abaisse la température ; celui qui charrie le plus de déchets ; celui qui contient le plus d'acide urique et d'urates de soude ; celui qui est épaissi par trop d'urée ou d'azote, par trop de sucre.

*
* *

J'ai démontré depuis dix ans, que *le cancéreux est toujours un arthritique, un ralenti, un refroidi intérieurement* dont la température est toujours en dessous de 36°5.

*
* *

Il y a un sang cancéreux, cela est certain. Les éléments *rouges* ont subi de notables changements ; quelques-uns sont *ratatinés* ; d'autres *plus gros ;* ils ont plus de tendance à l'agglutination ; ils sont moins animés.

Les globules blancs ont considérablement augmenté, jusqu'à produire de vraies *leucémies* ; leurs mouvements amiboïdes sont plus lents et leurs formes moins variées.

*
* *

Quant au chimisme du sang ou son plasma qu'en notre langage un peu spécial nous appelons le moût humain, — ce chimisme a beaucoup varié.

Le glycogène, au lieu de rester bien *loca-*

lisé dans *le foie,* a passé dans le sang et a été maintenu par la stase sanguine sur des cellules excitées ou parasitées au point de séjourner dans leur pourtour et d'en faire un tissu embryonnaire.

Il y a dans toute *néoplasie une vie embryonnaire.*

Une glycogénèse exagérée est exigée du foie aussitôt qu'il y a *fièvre* ou *néoplasie.*

« Tout cancer n'évolue qu'en raison directe de l'apport glycogéné », disions-nous, il y a plus de douze ans.

Cette loi a été vérifiée par un grand nombre d'observateurs.

Plus le cancer absorbe de glycogène, plus il se développe, plus aussi le foie est obligé d'en fournir au sang : il amène l'insuffisance et c'est là que commence la cachexie.

C'est Claude Bernard encore qui nous guide, quand il démontre que la fièvre consomme le glycogène du foie, et que l'animal meurt avant que le sucre disparaisse du sang.

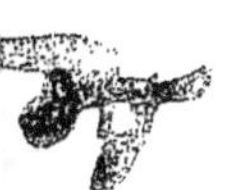

⁂

Le cancer consomme, lui aussi, le glycogène du foie, et quand le malade meurt de cachexie, il y a souvent absence de sucre dans le sang et dans le foie.

La différence qui existe entre les deux cas, c'est que dans la fièvre, le glycogène s'est décomposé en acide lactique, acide carbonique et eau, tandis que dans le cancer, il s'est localisé pour fabriquer du tissu nouveau, des embryons anormaux, néoplasmes embryonnaires.

Cliniquement, j'ai observé qu'il y a une marche très lente dans le cancer des diabétiques. La diffusion de la matière glycogène empêche la multiplication des cellules cancéreuses, que la stase du glycogène autour de la tumeur favorise.

J'ai pu constater aussi qu'il y a déperdition de *chlorure de sodium*. Le sang contient moins de sel.

Dès que le malade se *rechlorure*, par le climat marin, par exemple, il y a un arrêt ou du moins un ralentissement dans les tumeurs.

*
* *

La mer est utile aux cancéreux, comme aux strumeux ; je me suis bien trouvé des injections de l'eau de mer, *prise loin des impuretés du rivage*.

*
* *

Nous notons donc dans le sang cancéreux plus de sucre et moins de sel.

L'acétone dans les urines ne vient que comme phénomène tardif chez le cancéreux. Il concède souvent avec une augmentation de température.

*
* *

Le sang du cancéreux, comme celui du diabétique, est inapte à une cicatrisation durable.

Il est prêt toujours à reproduire du tissu embryonnaire ; d'où les récidives fatales.

VII. — De la Tumeur cancéreuse.

DU CANCER PROPREMENT DIT. — DES TUMEURS NON CANCÉREUSES ET ORGANISÉES. — DIFFÉRENCE CARACTÉRISTIQUE ENTRE LE TISSU EMBRYONNAIRE ET LE TISSU ADULTE OU LIMITANT.

Il y a une cancérose qui précède le cancer ; comme il y a une tuberculose qui précède le tubercule.

***

De même qu'on peut appeler pré-tuberculeux tout sujet qui dépense plus qu'il n'acquiert, de même on peut appeler pré-cancéreux ou sujet à cancer tout homme qui acquiert plus qu'il ne dépense.

***

La principale distinction entre le tuberculeux et le cancéreux c'est la température prise au creux de l'aisselle ou sous la langue.

Le tuberculeux dépasse 37°.

Le cancéreux ne dépasse pas 36°5 et peut descendre à 34°8.

L'un est hyperthermique ou fiévreux.

L'autre est hypothermique ou refroidi.

Le premier est trop grand consommateur d'oxygène.

Le second est très mauvais consommateur d'oxygène.

D'où vient l'hypothermie des cancéreux ? — De l'arthritisme ; tous les cancéreux sont des *arthritiques* ou *refroidis*, longtemps avant que les tumeurs n'apparaissent.

Une suralimentation continue amène l'arthritisme.

De même que l'alcoolisme s'acquiert par l'usage continu d'une dose moyenne exagérée d'alcool, de même l'arthritisme survient par l'usage continu d'une dose exagérée de nourriture.

***

Chacun doit équilibrer son acquit et sa dépense.

***

La surnutrition commencerait, d'après Maurel de Toulouse (Congrès de Paris, 1904) quand la ration journalière dépasse : pain 300 grammes ; viande 200 grammes ; légumes 200 grammes ; fruits frais 200 grammes — comme boisson 50 centilitres de vin. En tout, un kilogramme de nourriture par jour.

***

Le docteur Maurel, notre ami, est du côté des maigres ; nous sommes du côté des gras. — Sa ration nous paraît bien mince. Nous croyons néanmoins que c'est lui qui a raison.

Il semblerait que plus on se nourrit, plus on engraisse, plus on a chaud intérieurement.

Il n'en est rien.

La température du milieu intérieur est en baisse, dès qu'il y a suralimentation.

D'ailleurs, quand on arrive à suralimenter un tuberculeux, sa fièvre tombe et ses tubercules peuvent s'emmurer, s'enkyster, ou

*
* *

se scléroser, durcir, placer les bacilles en un tombeau calcaire.

S'il y a suralimentation réelle, l'arthritisme survient avec sa caractéristique, l'abaissement de la température.

*
* *

Ce que nous constatons dans nos fermentations de laboratoire se vérifie dans la clinique.

Un moût trop riche en sucre fermente mal.

Un moût trop riche en azote fermente mal.

Quand il y a trop des deux substances, la fermentation est encore moins énergique.

Le seul remède est de l'étendre d'eau et de l'oxygéner davantage.

*
* *

Il en est ainsi dans le cas de suralimentation qui ralentit l'oxygénation : chaque cellule profonde est moins oxygénée et vit moins pour son compte personnel.

Cette moindre activité intime a pour conséquence l'accumulation des graisses, des hydrocarbures, aliments dits de réserve, parce que le sang les reprend, en cas d'abstinence.

*
* *

Une conséquence plus éloignée de cette insuffisance d'oxygénation intime consiste dans une moindre fabrication d'*urée*, terme des déchets organiques, et dans une facile fabrication d'*acide urique*, qui va se combiner à la soude du sang pour former des urates de soude, obstructeurs des capillaires, et producteurs de la goutte et de l'artério-sclérose.

*
* *

L'arthritisme amène donc la goutte, les dépôts insolubles, l'abaissement de la température, le diabète et enfin le cancer.

*
* *

On appelle *tissu embryonnaire* celui qui se multiplie en dedans ; l'étymologie du mot l'indique au linguiste.

Pour l'histologiste, c'est un *tissu transitoire* en voie de devenir un autre : il est incomplet.

Il faut lui opposer le tissu complet ou *adulte*.

*
* *

Un tissu est adulte quand il a atteint une limite dans son accroissement, quand il a pris une membrane limitante, comme la peau ou la muqueuse.

*
* *

Quelle est la marque distinctive d'un tissu adulte et d'un tissu embryonnaire ?

Tout le monde s'accorde à trouver cette marque distinctive dans la *cellule géante* qu'on trouve dans les *tissus embryonnaires* et non plus dans les *tissus limitants* ou *adultes*.

*
* *

Une cellule simple est représentée par un noyau solide dans un milieu liquide ou protoplasme. C'est le cas des globules blancs ou leucocytes. C'ést le cas aussi de la cellule épithéloïde dont la forme est si variable, depuis la ronde jusqu'à la raquette, le cerf-volant, le bi et tri-corne, le fuseau, l'araignée, etc...

Ces dernières cellules peuvent pousser des prolongements jusque dans les interstices les plus minces.

Elles sont dites *épithéloïdes*, pour les mettre en opposition avec les *épithéliales*, stratifiées ou pavimenteuses, qui forment les membranes limitantes des tissus adultes.

L'épithéloïde, qui ne devient pas épithéliale, reproduit noyaux sur noyaux dans un même protoplasme et devient *cellule géante polynucléaire*. Elle est caractéristique des *tumeurs*.

*
* *

Avec ou sans fièvre, on pourrait dire que toute maladie consiste à reproduire anormalement des cellules épithéloïdes et des cellules géantes.

Il faut pour cela qu'une cellule-matrice ait

reçu le principe excitateur qui est ici le microbe (Virchow).

*
* *

Quand il y a fièvre, les cellules se reproduisent en telle quantité que leurs déchets remplissent le sang et qu'on meurt, quand celui-ci n'arrive pas à s'en débarrasser.

C'est le cas de toutes les fièvres dites éruptives.

*
* *

Dans la tuberculose, la multiplication des cellules engendre les tumeurs dites tubercules : ces tumeurs ont été appelées « pauvres » à cause du peu de glycogène qui les entoure, celui-ci étant consumé par la fièvre.

*
* *

Dans la cancérose, la tumeur est dite « riche » à cause de la grande quantité de glycogène amassé dans son pourtour, la fièvre n'existant jamais, mais l'hypothermie.

*
* *

En un mot, le tissu embryonnaire pour cesser de se reproduire et devenir adulte doit cesser d'accumuler le glycogène dans son rayon d'accroissement.

VIII. — **Fréquence du cancer depuis 25 ans. Ses causes.**

ALIMENTATION CARNÉE. — SURMENAGE PHYSIQUE ET MORAL. — PRÉOCCUPATIONS DE LA VIE MODERNE. — MALTHUSISME. — CONTAGION DU CANCER.

Durant les ving-cinq années que nous exerçons la médecine, nous avons vu le cancer croître de plus du double.

*
* *

Les causes données et probables sont les mêmes *en grande partie* que celles qui ont amené la tuberculose au degré élevé qu'elle a atteint aujourd'hui.

*
* *

L'alimentation exagérée par la viande a créé l'arthritisme — sur lequel se greffe la *grosse tumeur* — par surcroît de glycogène.

*
* *

Trasbot donna le cancer à cinq chiennes en les nourissant exclusivement à la viande, sans pain.

*
* *

En 27 ans, les Trappistes *végétariens* n'ont présenté qu'un seul cas douteux — chez un vieillard de 78 ans.

Le cancer est rare, chez les femmes arabes, presque toutes végétariennes.

Il en est de même au Japon.

Il y a donc dans le végétarisme une véritable prophylaxie de la cancérose. (1)

*
* *

En Angleterre, l'arthritisme et le cancer sont des plus fréquents.

En Allemagne, il y a un peu moins de cancéreux qu'en France.

Dans les grandes villes, où l'on mange beaucoup de viande, l'arthritisme et le cancer sont communs.

(1) Voir au chapitre XX, Végétarisme et cancer, page 169.

*
* *

Le surmenage physique et moral cause plus de tuberculose que de cancérose : il faut cependant admettre cette cause.

Parmi les causes morales nous ne pouvons omettre les préoccupations imbéciles de la *vie moderne*, de ce monde fou où l'on se promène, s'exhibe, s'habille et babille, du côté femme ; où l'on joue, spécule, court et chasse, du côté homme.

La vie moderne et LA MODE font de chacun de nous un esclave de l'appréciation d'autrui : nous sommes des millions à nous le dire, à le sentir, sans qu'aucune réforme surgisse pour nous délivrer les uns des autres.

Il y a aussi dans ce siècle une atmosphère énervante qui trouble les centres nerveux, jusque dans les sources trophiques, celles qui président aux agglomérations harmonieuses des cellules entre elles.

*
* *

Le malthusisme qui s'est introduit dans les classes aisées de la population française est un facteur à signaler parmi les causes du cancer en France.

On remarque que dans les pays en dépopulation, la Normandie par exemple, il y a plus de cancers chez la femme que dans d'autres pays,

Une matrice qui a fonctionné pour un seul enfant a une réserve de glycogène pour plusieurs autres : le fils ou la fille unique est une menace pour la mère.

Les glandes mammaires sont dans le même cas.

Il suffit quelquefois d'une cause mécanique pour réveiller des cellules embryonnaires endormies pendant cinquante ans.

*
* *

Le cancer est contagieux à longue échéance : on le voit survenir parfois cinq ou dix ans après la mort des personnes qui ont pu le communiquer à d'autres,

*
* *

Les personnes qui possèdent de nombreuses cellules embryonnaires, nœvi materni, grains de beauté, verrues permanentes, sont plus sujettes à contracter des tumeurs, *après l'âge critique*, probablement parce qu'elles possèdent ces mêmes cellules embryonnaires géantes dans les profondeurs des ganglions intérieurs.

*
* *

Un mot seulement sur les « maisons à cancer ». — Elles existent dans les marais, dans les terrains bas de certaines villes ; l'humidité froide qui engendre les rhumatismes déformants peut aider au développement du cancer, sorte de rhumatisme glandulaire hypothermique.

*
* *

Il y a aussi des *forêts à cancer des arbres*, que tous les forestiers connaissent. Le *bouleau blanc* est l'un des arbres les plus souvent atteints.

En Russie, nous avons vu employer les feuilles et écorces de ces arbres en boisson (décoction) et en application locale de la cellulose dissociée dans l'eau bouillante. On leur attribue des vertus opothérapiques.

* * *

Le parasitisme du cancer est certain pour un grand nombre de cancers : toute cause mécanique (contusion ou blessure) peut favoriser l'évolution du cancer : il suffit que les glandes présentent des cellules géantes ou épithéloïdes qui soient atteintes par le traumatisme.

Le parasite agit comme excitateur étranger. Nous en reparlerons sérieusement à l'article de la tuberculose et du cancer.

Claude Bernard nous a montré comment doit être interprétée la véritable origine des microbes quand il a dit :

« Les éléments histologiques d'un orga-
« nisme complet peuvent devenir libres, et
« se détruire, pour donner naissance à de

« nouveaux organismes élémentaires. » « Ce « sont peut-être là, ajoute-t-il, l'origine des « infusoires dont un grand nombre jouent, « ainsi qu'on le sait, le rôle de ferments. »

Des déchets organiques devenus libres et se détruisant peuvent devenir l'origine de fermentations secondaires ou excitations cellulaires, quand ils pénètrent dans les glandes ou tissus passifs.

Je ne crois pas que l'on puisse nier aujourd'hui cette conception si simple de la microbiologie, donnée par Claude Bernard, et passée inaperçue en 1872, alors qu'on commençait seulement à démontrer l'influence du Microbe dans les Maladies.

IX. — **Le système nerveux dans le cancer.**

ROLE DU SYSTÈME NERVEUX DANS LE CANCER. — DES CENTRES MORPHOLOGIQUES. — LEUR IMPORTANCE DANS L'ÉVOLUTION EMBRYONNAIRE NORMALE. — PARALYSIE TROPHIQUE PRÉMONITOIRE DU CANCER.

C'est dans les *centres trophiques* ou morphologiques qu'il faut chercher la cause du défaut de texture qu'affecte le *tissu embryonnaire cancéreux*.

Quand ces centres trophiques ne sont point paralysés ou coupés, il peut y avoir régénération d'organes chez des sujets jeunes.

« Dans les organismes inférieurs, chaque « fragment d'une planaire reintègre, » dit Claude Bernard, « un animal entier avec ses « organes et sa forme complète. Chaque « cellule du corps constitue comme un œuf « ou un bourgeon capable de reproduire « l'organisme entier. »

*
* *

La rate coupée chez des animaux jeunes peut se régénérer : 1° parce qu'elle renferme encore beaucoup de cellules embryonnaires : 2° parce qu'elle n'a pas perdu son centre morphologique.

Chez les végétaux, le centre morphologique est situé dans les bourgeons, puisqu'on peut reproduire le végétal par une simple bouture.

Chez les animaux supérieurs, les centres morphologiques sont limités dans des éléments spéciaux du système nerveux.

La cellule-ovule seule constitue un centre morphologique de l'organisme entier.

*
* *

Dans le cancer, disparaît le centre morphologique nerveux ; il n'y a plus que des centres nutritifs localisés dans les *noyaux*.

« Ce rôle nutritif du noyau, dit encore Claude Bernard, « est un véritable rôle d'organe générateur. »

Quand une cellule géante est polynucléaire

à dix et vingt noyaux, on voit de suite combien ce rôle s'exagère, attire de plasma sanguin, de globules qui congestionnent, en fixant les blastèmes.

*
* *

Ce qui permet au néoplasme tuberculeux de se limiter, c'est la conservation du centre morphologique du poumon ou des organes affectés.

*
* *

C'est aux neurologistes à fixer les conditions de la *dystrophie* ou de *l'atrophie nerveuse* qui précède si souvent de plusieurs années, l'apparition des cancers du sein, de l'estomac et du médiastin.

MM. Brissaud, Déjerine, après Gombaud, ont à peine effleuré ce sujet capital de la *trophonévrite précédant le cancer*.

*
* *

Quand un centre morphologique est atteint dans un traumatisme, la cicatrisation est vicieuse ; la chéloïde est due à une altération des nerfs trophiques qui se rendent à ce centre. Elle existe surtout chez le scrofuleux — ce demi-cancéreux — ce tuberculeux froid — dont la spore tuberculeuse échappe à toute investigation.

*
* *

Chez les animaux supérieurs, le centre morphologique existe dans chaque organe en des filets nerveux qui vont de la périphérie au centre.

Il y a un centre morphologique dans chaque phalange, à plus forte raison dans chaque doigt, dans chaque main, dans chaque bras.

C'est pour cela qu'il ne peut y avoir régénération d'une phalange, d'un doigt, d'un bras coupé, sans retour à la vie embryonnaire de *chaque élément qui constituait* la portion antérieure.

Il en est ainsi de chaque organe d'animal supérieur.

Les levûres étant des éléments histologiques simples peuvent s'adapter à toute réparation de tissu.

*
* *

La Nature restaure toujours par le procédé le plus simple. C'est pour cela qu'elle répare tous ses tissus par la *cellule fibreuse*, la plus solide, la moins élastique, la plus dense, variant de la substance fibreuse à la substance cornée ou unguéale.

*
* *

Certaines névralgies rebelles du plexus brachial, du tronc sciatique ont annoncé, longtemps à l'avance, la paralysie du centre trophique, et plus longtemps encore, la néoplasie du sein ou de l'utérus.

*
* *

La lésion des nerfs trophiques implique souvent une dystrophie cutanée suivie elle-même d'adhérences embryonnaires.

La lésion nerveuse peut-être une paralysie à frigore, chez un arthritique.

*
* *

L'inconvénient des stupéfiants nerveux, antipyrine, cocaïne, morphine, etc., est de paralyser ou d'affaiblir les nerfs trophiques, en affaiblissant les nerfs sensitifs.

*
* *

Le médecin combattra mieux les douleurs névralgiques par la quinine, l'électricité, la radio-activité ; la chaleur et les courants de haute fréquence, le radium, le vanadium, le paroxyde de magnésium sont les meilleurs modificateurs de la cellule nerveuse.

Le système nerveux représente ici l'architecte et son intervention constante est la cause de la disposition harmonieuse des matériaux que nous amassons.

Son absence est le signal de l'anarchie cellulaire : les matériaux s'amassent sans ordre.

Notre-Dame de Paris, sans architecture, c'eût été le chaos, un amas de pierres informe.

*
* *

Lorsque le développement des cellules a lieu, mais sans lésion des nerfs trophiques, l'arthritique fabrique des *tumeurs viables* lipomes, fibromes, tumeurs érectiles, productions évidemment anormales mais *n'infectant* pas l'économie et n'entraînant pas la mort. On y peut rencontrer alors des ferments, comme dans tout tissu embryonnaire normal.

*
* *

On sait que Claude Bernard divisait nos tissus en *actifs* ou *nobles* et *passifs* ou *inférieurs*.

Les *tissus nobles* constituent les nerfs, vaisseaux et muscles que *la volonté* peut diriger.

Les *tissus inférieurs* constituent le vaste réseau dit conjonctif : il est indépendant de la volonté.

Claude Bernard montrait que ces derniers tissus seuls sont capables de se greffer, et de proliférer d'une manière amorphe ; ce sont les seuls qu'atteigne le cancer : On ne connaît pas le cancer des nerfs, des artères, des veines, des muscles volontaires.

Nous avons fait remarquer souvent que ce sont les *tissus inférieurs* qui triomphent dans le cancer, au détriment des *tissus nobles.*

« *La mort n'arrive*, dit Claude Bernard, *que par incrustation* de matières insolubles qui gênent les *tissus passifs dans leurs fonctions, amoindrissent de plus en plus la nutrition ou la formation génésique des éléments histologiques actifs* ».

X. — Rôle du foie dans le cancer

LA FONCTION GLYCOGÉNIQUE ET LA FONCTION BILIAIRE DU FOIE. — L'INSUFFISANCE APRÈS L'HYPERSÉCRÉTION. — FERMENTS HÉPATIQUES.

Le rôle du foie est un des plus considérables de l'organisme : il est double et à ce titre, il possède un fonctionnement très-spécial.

Il secrète de la bile pour l'émulsion des corps gras et paraît, sous ce rapport, être une glande analogue au pancréas : il fabrique du glycogène en grumeaux.

*
* *

Lavez le foie d'un animal, tué depuis plusieurs heures ; il continuera à fabriquer une matière sucrée, *amidon animal* de Claude Bernard, ou matière glycogène, qui se transforme en dextrine et glycose. Cette matière existe partout, chez le fœtus, mais plutôt dans les poumons.

*
* *

Dès la naissance de l'enfant, le poumon a été refoulé des deux sommets thoraciques vers la base de la cage que forment les côtes. Une entrée brusque de l'air précipité du dehors au dedans de l'enfant par la pression atmosphérique a *déplissé en accordéon* les lobes de cette immense glande pulmonaire.

Dès ce moment, toute trace de levûre a disparu en même temps que la matière glycogène, si abondantes l'une et l'autre dans le poumon fœtal.

*
* *

La matière glycogène s'est alors concentrée dans le foie. Les tissus adultes n'ont plus besoin de fermenter avec des levûres, mais avec des globules et la fibrine du sang.

Ces globules et la fibrine sont désormais suffisants pour opérer le remplacement et l'accroissement des tissus limitants qui forment l'enfant.

La nutrition reste d'ailleurs très différente suivant qu'il s'agit d'un épithélium, ou de muscles volontaires.

*
* *

« Dans la nutrition de l'épithélium, dit Claude Bernard, on voit des cellules jeunes naître au-dessous des anciennes, et pousser les couches superficielles : ici, la nutrition est bien certainement une génération continuée.

« Les muscles et les nerfs ne semblent pas se maintenir par ce renouvellement histologique incessant, mais plutôt par une assimilation directe des éléments, qui se rencontrent dans les liquides qui les baignent.

« Toutefois, leur mode de nutrition ne se rattache pas moins à des procédés de régénération organique, puisqu'ils ont pour centre d'action les noyaux des cellules restés dans la paroi des tubes musculaires ou nerveux. »

*
* *

Nulle part, Claude Bernard ne nous dit pourquoi le glycogène se concentre dans le foie.

Est-ce simplement parce que le foie est un des organes qui renferme de grandes quantités de cellules embryonnaires ?... La rate en renferme aussi beaucoup, puisqu'elle peut se régénérer chez les sujets TRÈS JEUNES.

*
* *

Le foie est à la fois producteur et collecteur de la matière glycogène.

C'est lui donc qui sera sollicité pour le fournir suivant les besoins et les appels.

*
* *

Un besoin de consomption exagérée de glycogène épuise la provision : le foie sera insuffisant à produire si l'on consomme trop.

C'est le cas du fiévreux : c'est le cas du cancéreux. Le fièvreux consomme beaucoup plus que le cancéreux.

*
* *

Nous disons que fièvreux, tuberculeux, cancéreux, diabétiques *consomment* trop de glycogène !

Les Anglais appellent la tuberculose simplement « consomption » : pour nous, c'est, avant tout, une consomption du glycogène. Le fièvreux l'expire — le cancéreux le condense le diabétique l'expulse : le tuberculeux est celui qui en consomme le plus, par la fièvre et pour la formation des tubercules.

*
* *

Insuffisant, après avoir trop donné, le foie du cancéreux subit les deux phases d'hypertrophie et d'atrophie qu'on rencontre dans les cirrhoses alcooliques, pour des causes à peu près semblables.

L'hypersécrétion causée par l'alcool dure quelquefois très longtemps avant que la dégénérescence des cellules hépatiques n'apparaisse, avec la sclérose consécutive.

Mais l'organe hépatique conservant durant

toute la vie le plus de cellules embryonnaires est celui qui peut se régénérer — comme la rate — par l'opothérapie judicieusement comprise.

L'idée ingénieuse d'*associer la eellule hépatique à la cellule de ferment* remplit bien cette double indication. Une préparation dont nous avons eu à nous louer est celle de la maison Coirre connue sous le nom de *ferments hépatiques Zévor*.

Nous avons vu des résultats précieux dans les cas de cirrhose atrophique avancés, avec œdème : leur usage est utile à certains cancéreux jaunis.

*
* *

Nous estimons avec un grand nombre de praticiens, parmi lesquels M. Caussade, médecin des hôpitaux, que l'opothérapie hépatique peut rendre d'immenses services daus tous les cas où il y a *insuffisance de l'organe* : l'amaigrissement est toujours le symptôme de cette insuffisance.

*
* *

Dans le cancer, il y a *accumulation du glycogène au pourtour de la tumeur.*

*
* *

Nous avons signalé ce fait en 1892, quand nous montrions « *une cause de stérilité peu* « *connue, par insuffisance de glycogène dans* « *l'utérus :* » Nous disions alors que cette cause de stérilité est combattue par une alimentation féculente exclusive.

*
* *

L'accumulation du glycogène autour de cellules embryonnaires en évolution est entretenu par la «*stase veineuse considérable*» où le *sang* est *noir-vineux*, comme le sang mi-asphyxié du fœtus.

Quand nous comparions autrefois le cancer à un « *fœtus anormal* », nous aurions eu raison, si le cancer était limité par tout. *Le fœtus n'est pas envahissant*; il n'y a de rapport entre le cancer et le fœtus que parce que le glycogène s'accumule autour des deux tumeurs, fœtale et cancéreuse.

*
* *

La Nature pourvoit si abondamment de *glycogène* la jeune mère que l'hypersecrétion du foie engendre souvent une sorte de *diabète* dit *de la grossesse* qui cesse de lui-même après la lactation, ou la gestation, si la mère n'allaite pas.

*
* *

Il faut toujours aider le foie dans son fonctionnement — pendant toutes les grossesses pour éviter les accumulations d'urée dans le sang, l'albuminurie, l'éclampsie, etc., etc.

Les *ferments hépatiques Zévor* conviennent à toute femme enceinte.

Nous les prescrivons, ainsi qu'aux cancéreux, dont ils éclaircissent le teint jaune aux femmes enceintes dont ils enlèvent *le masque*, ce pigment dû également à une insuffisance hépatique.

XI. — La cancérose est une maladie dérivée de l'arthritisme.

DIVERS DEGRÉS DE L'ARTHRITISME.

Sans arthritisme, pas de refroidissement intérieur (hypothermie) ; sans refroidissement, pas de *grosse tumeur par accumulation de glycogène.* La température 37° à 37° 5 est le meilleur modératenr du glycogène : la température élevée (de 38°-40°) en consomme beaucoup trop. Inversement, une température inférieure à 36°5-37° n'en consomme pas assez et lui permet de s'accumuler.

Aucun inconvénient grave ne survient, tant qu'il s'accumule en graisse : la surcharge graisseuse abaisse cependant la température et entraîne la gêne des fonctions respiratoires et cardiaques : c'est alors, que le *diabète par accumulation dans le sang*, ou le *cancer par accumulation autour de tumeur embryonnaire* font leur apparition : *Le terrain est préparé.*

— « *Pas d'arthritisme sans suralimentation,* » dit Maurel (de Toulouse.)

— « *Pas d'arthritisme, sans usure des « cellules suralimentées* », disait jadis Bouchard (de Paris).

— « *Pas d'arthritisme, avant que la sura- « limentation n'ait amené une fatigue diges- « tive,* » dit encore Pascault (de Villerville). Nous pensons qu'il n'y a aucune raison pour ne pas admettre les trois aphorismes de ces savants maîtres.

***

Tout le monde mange trop.

***

On mange parce qu'on s'entraîne à table comme au tennis, au foot-ball et autres sports.

Les sports, la chasse, l'auto, le grand air,

la bonne cuisine, la conversation, l'agréable société, les exhortations de l'hôtesse de province, tout cela excite à manger et à boire.

***

Celui qui mange seul mange moins.

***

Nous devons lutter contre le préjugé: *nourriture égale force*. C'est faux.

Une *nourriture inutile* est un *déprimant*, non un *fortifiant*.

***

Il faut avant tout s'oxyder, pour ne pas être arthritique.

L'arthritisme est une asphyxie lente qui empêche l'oxydation de chaque cellule.

Il y a d'abord un sang trop noir d'acide carbonique, puis trop d'acide lactique; celui-ci insuffisamment oxygéné finit par se transformer en acétone.

D'autre part, *l'urée* qui est le *déchet azoté du sang*, ne peut être fabriqué en nature sans une oxygénation suffisante : il est acide urique avant d'être urée et reste acide urique qui forme, avec la soude et la potasse contenues dans le sang, des urates insolubles.

⁂

Il ne faut pas manger trop, mais manger trop vite est un autre grave défaut.

Il est utile de se souvenir que la première digestion se fait dans la bouche : Imitons l'enfant qui *mâchonne* son lait, pour bien le mettre en contact avec la salive. L'enfant glouton vomit.

⁂

La digestion n'est pas la principale portion de la nutrition : l'assimilation en constitue la partie essentielle.

L'arthritique assimile et accumule tout ce qu'il digère.

⁂

La faim est beaucoup plus un *besoin de tension artérielle* qu'une absence de nourriture de la cellule intime.

Cette sensation de la faim disparaît peu à

peu chez le cachectique et l'anachorète, qui s'habitue progressivement au jeûne.

La faiblesse progressive et le coma ou abolition des fonctions cérébrales sont les conséquences de l'absence de nourriture, dans les climats du Nord.

Dans l'Inde, cet état peut amener une sorte de léthargie et de mort apparente.

* * *

On est souvent frappé du peu d'aliment que prennent certains malades : quand la fièvre ou la tumeur ne consomme pas le glycogène, le malade peut vivre avec 200 à 300 grammes de nourriture par jour.

Le grand effort du médecin doit tendre à donner à son malade une température normale de 37°

Ne pas dépasser, ne pas aller au dessous, c'est un équilibre de santé.

Les injections de peptones de levûres phosphoriques nous avaient donné de très bons résultats chez quelques hypothermiques: nous y avons renoncé, à cause des violents écarts de température obtenus, de 36° à 39°. Nous comptons bien reprendre ces expériences.

***

Les peptones de ferments sont très supérieures aux peptones de viande pour tous usages.

***

Les *aliments* étant des *excitants naturels*, la *surexcitation serait près de la suralimentation*, dit Pascault, et l'arthritisme résulterait de *l'abus d'excitations cellulaires*.

Par perversion ou déviation spéciale. l'excitation par l'alcool, par la morphine par la cocaïne, peut remplacer celle de l'alimentation : cela se voit fréquemment.

***

Pour nous, l'arthritisme est amené par la *stase veineuse et capillaire* qui FIXE trop d'éléments nutritifs sur chaque cellule de l'économie, d'où *l'hypernutrition*, suivie de la *dégénérescence ou de l'atrophie.*

* * *

C'est donc la stase sanguine qui doit être avant tout combattue, par l'appel continu du centre à la périphérie : le *brossage de la peau*, comme si elle était un vêtement, est un excellent exercice pour régulariser le fonctionnement des épithéliums et appeler le sang à la surface.

Le sang à la peau nuit rarement. A l'intérieur, il congestionne presque toujours.

Quoiqu'il en soit, le cancer ne survient que chez les arthritiques ou *refroidis intérieurement*.

C'est un fait qui est constant.

XII. — **Le diabète et le cancer**

MODIFICATIONS DANS LA MARCHE DU CANCER PAR LA DIFFUSION DU GLYCOGÈNE DANS LE SANG OU DIABÈTE SUCRÉ.

Le cancer est un diabète localisé, avons-nous dit quelquefois.

Pour le démontrer, nous avons fabriqué de la fine champagne avec *les liquides* du cancer, comme avec les urines des diabétiques (1) :

Nous avons pu nous procurer un jour, avec les précautions requises, environ dix kilogrammes de tissu cancéreux provenant des opérations faites, en deux matinées, dans les hôpitaux de Paris.

A l'essoreuse, à deux mille tours à la minute, nous avons pu extraire environ deux litres et demi d'un liquide louche et d'odeur infecte.

(1) Il est inutile de dire que ce sont là de simples expériences de démonstration et de laboratoire.

Après avoir constaté, avec la potasse caustique, que cet extrait contenait plus de sucre que l'urine la plus diabétique, nous avons ensemencé avec des ferments et obtenu rapidement une fermentation vigoureuse et très-aromatique. L'alcoolomètre marqua 6°. La distillation permit d'obtenir de l'alcool à 90° qui dilué, donna la liqueur dont je parlais plus haut.

Le *diabète* sucré est souvent une hypersécrétion du glycogène du foie, amenée par un trouble nerveux — (origine bulbaire) — par une atrophie pancréatique — (origine pancréatique,) — origine tuberculeuse.

Une alimentation sucrée serait plutôt compensative, comme elle est compensative dans la *fièvre, qui consomme le sucre du foie.*

Quand le sang contient *trop de sucre*, sans qu'il y ait augmentation de température, les émonctoires du rein, du poumon, des glandes sudoripares, de la salive le laissent passer et le sujet est affaibli, comme par une petite fièvre continue.

Chez l'adulte, après cinquante ans, cet état est assez bien supporté, aussi longtemps qu'il y a compensation entre l'acquit et la dépense.

*
* *

L'arthritisme, cause du diabète, peut le compenser jusqu'à un certain degré.

Par l'usage des *ferments antidiabétiques*, cette compensation s'obtient en transformant une partie du glycose formé en alcool naissant.

*
* *

Il y a donc une certaine analogie entre le diabète et le cancer; il y a même compensation et nous avons toujours remarqué un notable ralentissement du cancer, quand il venait se greffer sur le diabète ou réciproquement, quand chez un cancéreux, le sucre apparaissait dans les urines.

Le cancer ne peut évoluer sans glycogène : cet amidon animal est aussi indispensable que l'amidon végétal l'est à la plante. Mais il faut aussi de l'oxygène ; sans cela, la graine par absence d'oxygène ne peut évoluer, comme quand on la place dans l'eau. Elle solubilise, dans ce cas, ses substances de réserve et dans cette eau on trouve de l'alcool formé. Tout se passe alors, dit M. Mazé, comme si l'alcool se formait dans les cellules vivantes aux dépens des glucoses, en vertu d'un processus diastasique normal qui les rapproche bien plus des levûres qu'aucune des expériences connues jusqu'ici.

*
* *

C'est la signification physiologique de l'alcool dans le règne végétal, où l'on constate que les germes immergés dans l'eau NE GERMENT PAS — par pénurie d'oxygène (Dehérain).

L'amaigrissement rapide chez un certain nombre de diabétiques s'explique par un procédé analogue : sans fièvre, c'est-à-dire sans oxygénation abondante, les cellules font fonction de ferments et transforment le sucre.

XIII. — La tuberculose et le cancer

NOS TRAVAUX ANTÉRIEURS. — LES TUMEURS SONT EN VOLUME ET EN NOMBRE INVERSE DES TEMPÉRATURES DES SUJETS QUI LES PORTENT. — OBSERVATIONS FAITES ET EXPÉRIENCES NOUVELLES.

Dès 1894, nous nous sommes efforcé de montrer qu'il y avait une corrélation entre les deux maladies.

Les alternances familiales de tuberculose et de cancer ont frappé nombre d'observateurs.

Depuis dix ans, une multitude de faits sont venus corroborer cette thèse, que nous reprenons aujourd'hui, avec de nouvelles expériences, de nouvelles remarques, de nouvelles démonstrations.

*
* *

Il y a une gradation constante entre les cas

de cancérose et de tuberculose. A Paris, à Londres, à Berlin, New-York et Vienne, les statistiques sont à peu près les mêmes, à ce sujet.

On signale un cancéreux pour quatre tuberculeux, dans les décès : Quand Paris perd 260 tuberculeux, il perd 65 cancéreux, par semaine.

Ces deux fléaux se chargent de la dépopulation par décès en France.

Chaque semaine relevée depuis dix ans donne à peu près le même résultat.

S'il n'y avait aucun rapport entre les deux maladies, elles ne marcheraient pas en *progression constante, dans la même proportion.*

En France, la statistique de la mortalité par tuberculose a été cette année d'environ 180.000 tuberculeux. Il y a eu près de 36.000 cancéreux.

Il suffit de regarder, pour constater cette proportion graduellement ascendante.

Cherchons l'explication.

***

Qu'est-ce que le tubercule, sinon une tumeur, un petit cancer, un petit néoplasme ?

Laennec déjà signalait un fait : « *Dans le* « *foie, les tubercules forment des masses volu-* « *mineuses, qui arrivent rarement au ramol-* « *lissement.* Dans la prostate, au contraire, ils « se ramollissent rapidement, laissant des « excavations plus ou moins vastes. »(Straus). Le grand clinicien ne soupçonnait point que la différence pût provenir du *glycogène* dont la présence dans le foie favorisait la *grosse tumeur* et *empêchait son ramollissement*.

Comme Claude Bernard devait le montrer plus tard, ni le cancer ni le tubercule n'atteignent les tissus nobles (nerfs, vaisseaux, muscles volontaires) mais les tissus passifs ou inférieurs (péritoine, plèvres, séreuses, etc, Laennec signalait simplement le fait sans l'interpréter.

Il disait encore : « Les *tubercules* du poumon ne diffèrent pas des *scrofules.* »

Comme conclusion il avançait « *que les tubercules pulmonaires doivent guérir aussi bien que les écrouelles.* »

*
* *

Pour Laennec, le tubercule n'est pas un produit simplement inflammatoire, mais un produit *accidentel.*

Straus commentant son prédécesseur à l'hôpital Laënnec, ajoutait : « *Comme le cancer, le tubercule est un néoplasme.* »

Virchow dit à son tour : « *Néoplasie conjonctive aboutissant à la caséification* . » « *Le tubercule est la plus petite des tumeurs.* » « *Le tissu conjonctif et ses équivalents sont la matrice du tubercule.* » « *Le tubercule est une néoplasie pauvre.* »

*
* *

Le cancer est une néoplasie *trop riche* en glycogène, disons-nous depuis longtemps.

*
* *

« *Le tubercule vrai*, dit encore Virchow, « *par son mode de dissémination et ses mé-*

« *tastases, se comporte comme une tumeur* « *maligne.* »

Lépine (de Lyon) poursuivant cette étude, confirme « *qu'on assiste souvent à une sorte* « *de greffe tuberculeuse, analogue à celle du* « *cancer.* »

***

La cancérose et la tuberculose qui semblent devoir s'exclure, peuvent se rencontrer sur le même sujet, a démontré M. Claude.

***

A notre tour, nous avons observé la marche de la cancérose et de la tuberculose simultanément, mais nous avons toujours vu le cancer *se dessécher, ne plus se nourrir*, dès que les tubercules s'affirmaient et évoluaient avec une température dépassant 38°. En général, c'est la tuberculose qui dominait le drame.

***

Le cancer et le tubercule sont formés, l'un et l'autre, « de *cellules géantes*, de cellules « volumineuses épithéloïdes, et de petites « cellules lymphatiques. »

La matrice seule diffère où s'installeront ces cellules embryonnaires. Elle sera *alvéolaire* dans le poumon; elle sera plus disséminée ou *vésiculaire* dans les glandes.

***

Dans le tubercule — tumeur pauvre — l'absence de vaisseaux entraîne *la nécrose* : — Dans le cancer, les vaisseaux arrivent quelquefois à se développer et à l'alimenter.

Dans le tubercule, la nécrose amène *l'humeur* ;

Dans le cancer, le glycogène laisse la *tumeur*.

Dans le tubercule, l'humeur serait la terminaison et guérison, sans la formation de nouveaux foyers, qui, à leur tour, suppurent et *récidivent*, le terrain étant de plus en plus favorable.

Dans le cancer, la tumeur évolue sans arrêt, ne pouvant arriver à la suppuration qui exige de la température.

***

La guérison du tubercule c'est son enkystement en tissu fibreux, ou la sclérose.

La guérison du cancer, c'est une sclérose.

Cette sclérose ou induration est le vrai moyen d'isoler le tubercule ou le cancer du reste de l'organisme.

*
* *

Les tubercules n'évoluent pas sans fièvre.

Les cancers ne peuvent évoluer avec fièvre (1).

*
* *

Le volume et le nombre des tumeurs, pouvons-nous dire, *sont en raison inverse des températures de celui qui les produit.*

La température règle le volume et le nombre des tumeurs de la tuberculose et du cancer.

De 44° à 45° évolue la tuberculose aviaire avec ses tumeurs presque microscopiques, et innombrables.

De 40° à 41°, évolue la *tuberculose* dite *miliaire.*

(1) Nous parlons ici de la majorité des cas observés. Quand les *complications* arrivent, il y a toujours élevation de température, acétonurie, etc.

De 39° à 40°, évolue la tuberculose-granulée à grains (granulie).

De 38° à 39°, évolue la tuberculose pulmonaire à lentilles (lenticulaire) ; le volume des tubercules augmente déjà sensiblement.

De 37° à 38°, évolue une tuberculose à gros *ganglions* superficiels, lente, aussi longtemps que le poumon est peu engagé.

A 37°. On observe des tumeurs ganglionnaires de très gros volume, aboutissant aux abcès froids ; la coxalgie, les tumeurs blanches, le mal de Pott, etc... entrent dans cette catégorie.

A 36°5. On voit les grosses tumeurs de la pommelière des vaches.

A 28°. Nous trouvons avec Dubard (de Dijon) « des poissons porteurs d'*énormes tu-*
« *meurs bosselées* qui leur déforment les
« flancs, et qui présentent une teinte foncée,
« avec un volumineux abdomen. »

*
* *

D'où vient ce rapport entre les températures et les tumeurs ?

L'explication paraît simple : Le fiévreux consomme le glycogène nécessaire à la tumeur : elle est par cela même limitée petite. *Si l'on arrive à abaisser la température, la tumeur se limite et s'enkyste.* C'est la guérison dans la tuberculose.

Aussi, a-t-on raison de désigner le tuberculeux par son caractère dominant de *fiévreux* ou de *consommateur excessif d'oxygène.* (Robin et Binet) : arrêter sa fièvre, c'est le guérir.

***

Pour nous, *le cancéreux est presque toujours un ancien tuberculeux refroidi et guéri par l'arthritisme.*

Le terrain, la température, la nutrition ont agi sur des races vieilles de bacilles de Koch ; ce bacille s'accoutume, comme tous les microganismes, à des milieux, à des températures extrêmes : il *change de forme, quand tout cela ne se fait pas brusquement* (1).

(1) *Du bacille de Koch chez les animaux à sang froid,* par Dubard (de Dijon). Masson, éditeur, Paris.

Sous des influences diverses, sa vitalité tout entière se réfugie dans le noyau bacillaire, dit Koch.

Koch admet « *une spore imperceptible du bacille de la tuberculose, se localisant, pour nombre d'années, dans des cellules géantes, vides de la majeure partie de leurs noyaux.* »

Si nous admettons cette conclusion de Koch, quoi de plus naturel que l'évolution d'une de ces cellules géantes ainsi parasitées?... sous l'influence de l'hypothermie avec sa conséquence d'accumulation du glycogène, une cellule géante irritée par la contusion ou par la présence seule du microbe, une spore tuberculeuse, peut très bien faire de la tumeur.

Si la spore tuberculeuse, dont on est forcé d'admettre la présence dans les liquides de la pleurésie, de l'abcès froid, était admise comme principe irritant de la cellule embryonnaire initiale de la tumeur cancéreuse, notre thèse serait démontrée.

Mayet, dans sa dernière communication à l'Institut, montre qu'en injectant du *jus filtré de cancer* à des souris blanches, il produit de petites tumeurs à grosses cellules épithéloïdes : or il y a longtemps qu'on a produit les mêmes effets, en injectant les liquides filtrés des séreuses atteintes de pleurésie ou de tuberculose.

***

Une expérience plus curieuse qui peut être faite facilement :

On prend trois lapins et on les rend classiquement tuberculeux. Après quinze jours d'évolution, bien caractérisée par la fièvre et l'amaigrissement, on change un de ces lapins en *animal à sang-froid*, par une section rapide au niveau de la dernière vertèbre cervicale et de la première dorsale (Claude Bernard).

Avec la paralysie, survient un abaissement considérable de la température : au bout de trois jours, la marche de la maladie est ralentie et si l'animal ne meurt pas de la paralysie, il guérit : après un certain temps, on voit apparaître sur l'abdomen, ou sur une articulation une grosseur qui prend toute l'allure d'un cancer.

*
* *

L'expérience peut réussir, mais elle est moins nette, car l'animal meurt souvent après l'injection, quand on injecte le curare au dix millième (un centimètre cube). On sait que Claude Bernard abaissait ainsi la température des animaux à sang chaud pour les convertir en animaux à sang froid.

*
* *

Ces expériences devraient être reprises dans plusieurs laboratoires, en même temps ; elles nous donneraient l'explication de la plupart des phénomènes curieux que nous signalons ici pour la première fois.

*
* *

Dans la tuberculose, la caséification marche du centre du tubercule à la périphérie ;

dans le cancer, c'est de la périphérie au centre que se font les dégénérescences et les invasions de leucocytes.

M. Claude, dans un travail consciencieux, attribue un caractère *hybride* au cancer et à la tuberculose.

S'il n'avait pas complètement négligé *cette question capitale de l'hyperthermie tuberculeuse et de l'hypothermie cancéreuse*, son étude eût été une démonstration non plus d'une maladie de deux espèces très diverses, mais d'une forme différente d'une seule maladie, pouvant évoluer sur un terrain différent, quoique sur le même individu.

La néoformation cancéreuse est celle où il n'y a que des spores initiales, à forme torpide, mais saisissable par le passage à travers d'autres espèces animales.

Le suc du cancer inoculé prospère dans le

foie des animaux ou dans un milieu préalablement glycogéné par l'injection de glycogène.

Dans le foie des animaux, le suc cancéreux détermine tuberculose ou cancer suivant l'âge des animaux, et *c'est ici encore, la température de l'animal qui règlera le volume des tumeurs, leur forme (nodosité ou nappe) — leur dégénérescence ou caséification — (abcès chaud ou froid.)*

***

C'est donc toujours le thermomètre en main que le médecin pourra juger de la situation de son malade.

C'est à l'équilibre 37° que doivent tendre nos efforts.

***

L'hypothermie étant le principal facteur du cancer, on explique l'influence de la quinine et de toutes les médications radio-actives qui ont pour effet d'élever un peu la température.

*
* *

Le cancer est plus proche de l'abcès froid que de la tuberculose pulmonaire ou méningée.

*
* *

Dans les fermentations industrielles, il y a la fermentation haute et la fermentation basse.

Les levûres de *fermentation basse* sont bien moins actives que celles qui viennent directement d'une fermentation *haute* et *même mixte*.

Le rapprochement mérite d'être signalé.

*
* *

Pour nous résumer ici, nous disons :

1° Le *bactérium-termo* est le proto-type des bacilles. Il existe par millions de milliards dans l'intestin.

2° Le bactérium-termo passe dans le sang avec les peptones par les chilyfères, chez tout sujet en dépression nerveuse, surmené, *en infériorité de résistance.*

3° Dans le sang, il change lentement de

forme et d'attributs : il devient très avide d'oxygène en devenant bacille de Koch.

4° Devenu bacille de Koch, il s'enkyste dans les tubercules ou produit des spores invisibles qui se logent en des cellules géantes vides de leurs noyaux (Koch).

5° *Ces cellules géantes peuvent,* sous l'influence arthritique — âge critique — retrouver dans l'accumulation du glycogène — une cause de développement à froid — produisant les *tumeurs cancéreuses.*

1° Chez le sujet en croissance ou fébrile, la température fait la *consomption du glycogène* ; c'est alors la *tumeur pauvre* (Virchow) *à noyaux en marge* (Charcot) qui donne au tubercule la forme d'un *nodule,* d'une *nodosité arthritique.*

2° Chez un sujet complet, adulte, a réaction lenre ; a température basse, la matière glycogène est surabondante, s'accumule autour des cellules excitées par le microbe spore de bacille de Koch — *microcoque in-*

visible jusqu'ici — la tumeur évolue volumineuse.

C'est le cancer.

*
* *

La glycogènése seule donne la clef des deux processus tuberculeux et cancéreux.

*
* *

Accumulé sur place, le glycogène fait la grosse tumeur. Disséminé dans le sang ou consommé par la fièvre, il ne peut former que de petites tumeurs, celles-ci d'autant plus petites, d'autant plus nombreuses que la température est plus élevée.

*
* *

Dans les deux cas, la mort ne survient que lorsqu'il y a accumulation de déchets et incrustation de matières insolubles dans les organes essentiels.

*
* *

La clinique, qui trompe moins que la microbiologie, montre que l'évolution tuberculeuse ou fabrication de petites tumeurs non viables, se trouve arrêtée, comme entravée par l'accumulation du glycogène autour d'un embryon : Une grossesse normale arrête souvent une tuberculose en cours, pour reprendre après.

M. Claude cite un cas de Friedlander : *Cancer de l'estomac développé sur cicatrice d'ulcère rond envahi par le bacille de Koch* ; un autre cas de Cornua : *cancer de l'œsophage envahi par bacille de Koch* ; un troisième de Pilliet : *épithélioma du sein avec trajet fistuleux et bacille de Koch.*

Tous ces cas prouvent une relation étroite entre les deux micro-organismes, l'un se substituant à l'autre, suivant les températures et les apports glycogéniques.

Dans les liquides de pleurésie (Landouzy) ; dans les abcès froids (Küss), la spore du bacille de Koch est indéniable, quoi qu'invisible, comme dans tant d'autres maladies. *Les microscopes ou les colorants sont à trouver.*

*
* *

Quand l'on parle de *micrococcus néoformans*, nous faisons observer que *tout micro-organisme est néoformans*, quel que soit le terrain où il se développe. Une écharde, un corpuscule de mercure (Cruveilhier), une poussière de charbon (authracosis), un champignon (actynomycose), tout parasite ou corps étranger est néoformans; *quand il envahit nos tissus, il les irrite* et la cellule géante apparaît.

C'est ici le cas de mentionner la définition des histologistes qui appellent l'inflammation « un retour des cellules a l'état embryonnaire ». (Heurtaux)

*
* *

La tuberculose est toujours secondaire ou succédant au cancer, quand celui-ci a épuisé le glycogène : le microbe évolue alors en terrain pauvre et dès lors fabrique de la *tumeur pauvre*. La température aussi monte et le cancer se dessèche.

C'est encore l'observation clinique qui l'emporte sur la microbiologie : Les deux observations d'ailleurs ici, sont tout à fait d'accord.

XIV. — **La chirurgie et le cancer**

LA MODE EN CHIRURGIE. — FAUT-IL OPÉRER LE CANCER ? — LEÇON RÉSUMÉE DE MAISONNEUVE EN 1868.

Ce sujet est difficile à traiter à cause des intérêts divers qu'il soulève.

***

Depuis l'antisepsie aujourd'hui remplacée par l'asepsie, — depuis les fameuses pinces hémostatiques de Péan, — depuis le chloroforme et l'éther prudemment employés, — la chirurgie s'est singulièrement simplifiée. Si le chirurgien a du sang-froid, connaît l'anatomie des régions où il opère, l'opération réussit toujours.

***

La multiplicité des chirurgiens amène la multiplicité des opérations.

*
* *

La mode s'empare des opérations, comme des vêtements, semble-t-il.

Il y a vingt ans, le *curettage*, comme jadis *la saignée*, comme aujourd'hui *l'appendicitomie* sévit avec intensité. Demain, ce sera la néphrectomie, ou la splénotomie contre l'albuminurie, etc., etc...

Un médecin *devient grand homme*, quand il signale une nouvelle opération à faire : il se *rapetisse*, quand il en signale une à ne pas faire.

Il n'a sous ce rapport, comme sous les autres, qu'à suivre son avis consciencieux.

*
* *

Les chirurgiens éclairés et arrivés commencent à renoncer à l'opération des cancers profonds ou adhérents.

*
* *

On opère encore le cancer du sein : le résultat est de *92 récidives environ sur cent cas.*

On opère l'épithélioma utérin, avec 96 récidives sur 100.

On opère le cancer du rectum, avec 98 récidives sur 100.

On opère le cancer de la langue, avec 99 récidives sur 100.

On opère les cancers des os, avec 92 récidives sur 100.

*
* *

Donne-t-on une longue survie ?...

Je ne le pense pas.

Presque tous les malades que nous avons vu opérer, ont été mis en infériorité de résistance par les opérations, souvent successives, qui ont été faites.

*
* *

Le cancérose est une maladie générale. Il faut donc soigner le tout — avec la partie lésée.

*
* *

La *néo-formation* est l'éternelle façon de protester contre tout parasite : c'est toujour un *essai* d'enkystement qui se traduit par le pus, dans la défaite des leucocytes, ou par la tumeur, quand la réaction est trop faible.

*
* *

Alors même que le parasite soit un *strepto-coque* s'adressant aux muqueuses, le pus n'est que le résultat d'une néo-formation.

*
* *

Quand le bactérium-termo ou microbe-type passe du gros intestin dans l'intestin grêle (plaques de Peyer) il y pullule chez les *sur-menés arthritiques* et devient B. d'Eberth (typhoïde).

S'il pénètre dans le sang, il devient sta-phylocoque doré (furoncles, authrax).

Chez un fiévreux déphosphatisé, il se fait bacille de Koch.

Chez un arthritique-glycogénique, il devient *Spore* du bacille de Koch, probablement mi-crobe du cancer. Sa réaction colorante est à trouver.

Le cancer ne comporte pas plus d'opération que le tubercule.

Nous citons de mémoire une leçon du chirurgien Maisonneuve, qui nous a été rapportée par le docteur Lecoq, de Guiseniers, qui traite, depuis cinquante ans, les épithéliomas par les caustiques de zinc.

Maisonneuve avait posé la question devant ses élèves :

FAUT-IL OPÉRER DANS LE CANCER ?

Le professeur hésite un instant puis il répond :

— « Eh bien, oui !... Il faut opérer le cancer. Je vais maintenant vous donner mes raisons. A vous de les trouver bonnes ou mauvaises.

« 1° La première, c'est que si *vous* n'opérez pas, le malade ira trouver un de vos confrères qui opérera . . . .

« 2° La deuxième, c'est que nous sommes chirurgiens ; et il est toujours tentant de supprimer la PARTIE qui gêne le TOUT.

« 3° La troisième qui reste la réelle, c'est que nous avons quelquefois la chance de nous tromper de diagnostic et qu'alors cela ne revient jamais. Il ajoutait : « Nous pouvons nous bercer de cet espoir et en tout cas, en faire profiter notre malade. »

Ce résumé de la leçon de Maisonneuve est applicable encore à notre époque, bien qu'on ait fait quelque progrès dans le diagnostic des tumeurs : les raisons d'aujourd'hui ne sont pas meilleures.

Le chirurgien peut opérer une fois ; mais la deuxième fois, peut-il croire en la bénégnité de la tumeur qui récidive ?

Et cependant, il peut encore opérer : l'opinion publique et les familles des malades le couvrent et consentent à l'intervention opératoire.

*
* *

Dans tous les cas, c'est un devoir, *aujourd'hui que les ferments ont établi leur incontestable puissance*, de soigner par cette méthode toujours inoffensive et reconstituante les malades opérables ou non.

*
* *

On soigne un diabétique, avant de l'opérer, parce qu'on sait que l'excès de sucre dans le sang rend la cicatrisation vicieuse ou difficile.

On doit soigner de même le cancéreux, avant de l'opérer *pour rendre sa cicatrisation plus durable.* . . . .

Souvent l'opération sera inutile, parce que le malade peut guérir. En tout cas, elle sera moins nuisible.

*
* *

Une recommandation importante est celle *d'opérer, non pas du centre à la périphérie,* comme toujours mais de la *périphérie au centre.*

Quand on commence l'opération par le centre, c'est-à-dire la tumeur principale, toutes les cellules épithéloïdes menacées se réfugient dans les vaisseaux et *ganglions lymphatiques circonvoisins;* ce qui appelle la récidive.

En opérant d'abord les glandes où ces cellules peuvent se rendre, *on leur coupe,* pour ainsi dire, *la retraite*: elles se localisent beaucoup mieux dans la tumeur principale et la récidive est moins certaine.

Nons en avons eu plusieurs fois la preuve.

XV. — La cancérose est curable.

C'EST UN FAIT FRÉQUENT DEPUIS L'INTRODUCTION DES FERMENTS EN THÉRAPEUTIQUE

Laënnec proclamait la tuberculose curable comme l'adénite *strumeuse*, ou écrouelles.

Les nouvelles cures de grand air, de suralimentation, de fermentation organique, sont des encouragements pour continuer dans cette voie, non point en agglomérant les malades, mais en les dispersant dans des pavillons séparés suivant les catégories (1).

Depuis environ treize ans, nous avons la preuve matérielle de la curabilité du cancer : *nous observons de nombreux malades guéris par notre méthode.*

(1) De la nécessité de traiter les tuberculeux en pavillons séparés. (*Catéchisme Antituberculeux*. Labéque, édit., Dax).

La cancérose, comme la tuberculose, produit du tissu embryonnaire ; il s'agit de part et d'autre de *transformer* le tissu *épithéloïde* en *épithélium* de *revêtement* par un processus plus actif que celui que le malade peut fournir.

La Nature, dans l'embryon, procède à cette transformation par des *levûres-ferments* physiologiques que Claude Bernard avait entrevus (1), que nous étudions, que nous cultivons, que nous injectons, depuis douze ans.

Claude Bernard a vu le premier que la vie est une fermentation glycosique.

Nous avons démontré que les levûres se transforment en globules sanguins et en fibrine.

(1) Claude Bernard, *Leçons sur le diabète*, page 559.

Notre méthode est donc une véritable transfusion d'éléments figurés additionnels qui permet au tissu embryonnaire d'aboutir au tissu adulte.

Nous amenons du tissu fibreux à membrane limitante, là où il ne pouvait y avoir qu'ulcération et suppuration.

Dans le cancer, fermentation basse ou semi-asphyxie du sujet, quand les levûres ont pénétré autour des cellules embryonnaires, les ferments font ce qu'ils opèrent dans les cellules fœtales : ils poussent au tissu limitant, définitif, les éléments transitoires de l'embryon.

Le mécanisme de la réparation est analogue à celui de la génération : le processus est le même ; les levûres qui président à la génération aident puissamment à la régénération cellulaire.

Dans son travail « Sur la régénération des organes », le docteur Carnot montre que cette réparation se fait par les moyens les plus simples, « par les propriétés même de chaque cellule qui peuvent être modifiées par des influences venues de l'extérieur ».

La restauration la plus simple employée par la Nature, c'est le remplacement du tissu lésé par le tissu fibreux. C'est celui que nous observons le plus fréquemment dans les cancers traités par notre méthode, quand il y a ulcération épithéliale.

La vie normale est une régénération constante des éléments cellulaires.

Claude Bernard le démontre pour tous les épithéliums séreux, muqueux ou cutanés, etc.

*
* *

Le cancer n'est pas un produit normal. Il est le résultat d'une accumulation de glycose autour de cellules primitivement irritées par une spore tuberculeuse.

*
* *

Les *ferments figurés* des levures physiologiques remplissent un rôle de décomposition du sucre en alcool et acide carbonique, en élevant la température et en s'emparant du glycogène nécessaire au cancer pour se développer.

XVI. — Les ferments et le cancer

DES FERMENTS ANTINÉOPLASIQUES

La vie normale est une régénération constante des éléments cellulaires. C'est en un mot une fermentation (1) : « normale, c'est la santé ».

Quand l'oxygène, indispensable à cette fermentation arrive au contact des éléments, la température se maintient à 37° — tout va bien.

S'il diminue, par fatigue, par arthritisme, par surcharge graisseuse, la température arrive à 36°2, à 35°8. Le sang revient alors au poumon plus noir, il se charge moins d'oxygène, retourne dans les profondeurs moins *rutilant* et commence la demi-asphyxie si favorable au tissu embryonnaire; des déchets plus nombreux s'accumulent sous forme d'urates de soude, qui occasionnent des embolies capillaires et des stases veineuses.

(1) *De la fermentation humaine*. De Backer. Maloine édit. Paris, 1900.

Le foie continue à fonctionner et produit le glycogène, qui s'accumule bientôt lui-même dans le sang.

Il suffit alors qu'une irritation physique, chimique ou mécanique intervienne, pour que la cellule se mette à *évoluer embryologiquement*.

***

Pour fabriquer un tubercule — néoplasie pauvre — il y a fièvre.

Pour fabriquer une tumeur — néoplasie riche — il y a basse température.

Pour faire de la chair chez les animaux, il faut du sucre et de l'azote.

Pour faire du sang, il faut du sucre et de l'azote.

Avec de l'eau et du pain, un animal fait du sang et de la chair.

***

Le cancer n'est pas un produit normal, c'est un produit d'excrétion, résultat d'un *trop-plein* de déchets du sang.

C'est pour cela qu'on le rencontre surtout chez les anciens arthritiques, goutteux ou gens qui ont vaincu la tuberculose par une suralimentation.

Un tuberculeux devenu arthritique, a survécu 30 ou 40 ans à sa tuberculose. A 60 ans, il pourra trouver la cancérose, parce qu'il est trop refroidi pour évoluer une tuberculose dont il a conservé le germe. Il fera la grosse tumeur, ne pouvant refaire la quantité de petites.

Oribase disait déjà : ces tumeurs (carcinomes), ne sont pas chaudes. En effet, dans la cancérose, le sujet atteint ne lutte pas : il est *essentiellement passif comme l'embryon.*

***

L'embryon contient des quantités de levûres qui l'amènent au développement complet.

Ainsi font nos levures.

***

C'est vers le milieu ds la gestation que nous trouvons le plus de levures dans les tissus embryonnaires des animaux.

Vers la fin, elles se localisent dans le poumon des fœtus, d'ailleurs *petits*, *durs*, refoulés par les organes abdominaux jusqu'aux deux sommets thoraciques.

*
* *

A mesure que l'enfant avance vers son terme, qui est l'entrée de l'air dans son poumon, autrement dit qu'il achève ses membranes limitantes, la levûre devient plus rare, et quand il fait sa première inspiration, quand l'oxygène enfin, se fixe sur l'hémoglobine de son sang, toute levûre a disparu.

Qu'est elle devenue?

En cultivant une levure physiologique sous le microscope et dans l'eau sucrée, on ne tarde pas à la voir se reproduire par spores endogènes, ainsi que nous l'avons déjà dit plus haut. Ces spores deviennent libres et forment les globules blancs et rouges du sang ainsi que les fines granulations de la fibrine.

Les ferments dont nous nous servons sont physiologiques et cultivés avec le plus grand soin.

Si nous réalisons dans la pratique tant de succès, nous pensons le devoir aussi à nos cartouches aseptiques, où le tube qui renferme les ferments devient corps de pompe et permet d'introduire directement le liquide.

Les ferments antinéoplasiques en poudre doivent être pris régulièrement en assez grande quantité pour soutenir le malade dans une température très voisine de 37°.

Quand nous injectons nos ferments, au bout de peu de jours, l'on ne trouve plus de traces de ferments : ils sont devenus des éléments figurés du sang, tantôt fibrine, tantôt globules blancs, tantot globules rouges.

Un membre distingué de l'Institut fut le premier à nous faire la remarque de cette disparition et de l'impossibilité de les retrouver dans les animaux dans lesquels il les avait fait pénétrer.

Les ferments deviennent donc quelque chose de normal dans l'animal.

Ils sont, à ce point de vue simplement, la plus substantielle des nourritures.

XVII. — **Traitement général du cancéreux.**

LE BOIRE — LE MANGER — LE DORMIR — L'EXERCICE — L'ÉLECTRICITÉ — LE MASSAGE, ETC.

C'est le traitement antiarthritique que nous conseillons à tous les malades qui souffrent de tumeur maligne.

Il comprend : le boire — le manger — le dormir — l'exercice — l'électricité — le massage.

Le boire : De préférence une bière légère, un peu amère ; — de la décoction bien filtrée de figues ; — du Képhir.

Le manger : 1. Le poisson bien cuit, bien dégagé de toute arête ; huîtres.

2. Beafsteak, côtelettes, filet, gigot, tout rôti ; jambon maigre, poulets, veau.

3. *Tout légume bien cuit* : de préférence, épinards, chicorée.

4. Les œufs sous toute forme.

5. La cuisine à l'huile d'olives, à cause du foie.

6. Tout fruit *cuit*. — Le sucre est permis à toute dose : il est compensateur.

Ne point oublier l'axiome :

« Nourriture désirée est bientôt digérée. »

Le malade est d'ailleurs un bon guide.

Le dormir : L'insomnie, souvent sans motif, est une conséquence de l'abaissement de la température.

L'adjuvant du sommeil peut être tantôt l'infusion de feuilles et de fleurs d'oranger — prise la nuit, — une tablette de chocolat, une tasse de lait, une infusion de tête de pavot écrasée.

Ne recourir aux stupéfiants, morphine ou autres, qu'en cas de douleurs réelles et graves.

***

L'exercice : Une certaine paresse musculaire précède souvent l'apparition des néoplasmes, il faut que l'arthritique sache la combattre par un exercice soutenu jusqu'à la fatigue légère : il fera des haltères, du sandow, du tennis, etc. : la promenade à pied et à cheval est recommandée, etc.

*
* *

L'Électricité : Les courants à haute fréquence sont ici particulièrement indiqués.

Ces courants ont une efficacité réelle sur les vibrations cellulaires et la fermentation générale.

*
* *

Le massage : Nous n'avons pas ici à faire l'éloge d'un massage ou pétrissage musculaire bien fait : il facilite la *circulation périphérique* et dégage d'autant la *circulation centrale*. Il est donc à conseiller.

XVIII. — **Prophylaxie du cancer.**

COMBATTRE L'ARTHRITISME PAR LES OXYDANTS ET LES STIMULANTS. LA PEAU DE L'ARTHRITIQUE DOIT ÊTRE SURVEILLÉE.

Il y a une *prophylaxie du cancer* comme il y a une *prophylaxie de la tuberculose*.

*
* *

Si la cancérose est l'évolution à fermentation basse de la spore tuberculeuse enkystée dans les cellules géantes de certaines régions, depuis de longues années, de même qu'on appelle *pré-tuberculeux* celui qui dépense plus qu'il n'acquiert, nous appellerons *pré-cancéreux* celui qui acquiert plus qu'il ne dépense.

Cet acquit se traduit le plus souvent en graisse et en chair ; avec un exercice convenable, on peut fuir les inconvénients de l'obésité.

***

Tout arthritique est aussi prédisposé à l'évolution cancéreuse.

Il y a une *hérédité de prédispositions* dans certaines familles : ce sont celles qui ont fourni antérieurement des tuberculeux et des cancéreux.

***

Quand peut-on s'apercevoir que la cancérose nous guette ?

Quand la température interne s'abaisse. Quand les fonctions de la peau se font moins bien — moins de vapeur d'eau, par la perspiration et par l'expiration de l'haleine sur une glace ; — moins d'urée en vingt-quatre heures ; — moins de susceptibilité au froid de l'atmosphère, à cause d'un équilibre plus stable entre le dehors et le dedans du corps humain ;— une déperdition de chlorures, un dégoût pour le sel marin ; — appétence pour le sucre ; — absence d'anciennes douleurs articulaires diffuses et errantes ; —

névralgies obstinées vers certains nerfs trophiques.

Enfin, expériences thermométriques répétées sous la langue ou l'aisselle.

Ces signes apparaissent quelquefois longtemps avant la tumeur constitutive du cancer.

***

Que faire contre l'hypothermie ?

Augmenter l'activité des cellules par l'administration mensuelle de un gramme de bromhydrate de quinine en quatre jours, prise au repas, ou l'hopogan, ou vanadium, peroxyde de magnésium.

La marche jusqu'à légère fatigue, les bains stimulants de Sierk, d'ammoniaque sodée, de plantes aromatiques, une nourriture moins abondante, de l'eau au lieu de vin à boire, les courants à haute fréquence.

Enfin, l'usage constant de ferments reconstituants cellulaires est la meilleure prophylaxie anticancéreuse.

***

Grâce à ces moyens, l'arthritisme pourra

rester diffus. La stase sanguine ne se portera pas sur un seul organe pour y amener la glycogène du foie.

Or, sans glycogène *comme blastème*, pas de tumeur possible.

Quant au micro-organisme, cause de l'irritation de la cellule géante où il s'est blotti, il pourra rester dans l'impuissance.

« Le terrain fait le microbe. »

Ne faisons pas le terrain.

Nous devons dire ici quelques mots sur la surveillance que l'arthritique doit exercer sur le *fonctionnement de la peau et des muqueuses*.

En général, l'arthritique transpire assez facilement, sa peau est très blanche, d'un blanc crêmeux qui est caractéristique ; elle renferme très peu de pigments.

Longtemps avant la cancérose, disparaît la transpiration facile. La chaleur n'appelle plus le sang à la peau comme autrefois ; celle-ci devient rugueuse ou ridée ; les pores semblent se supprimer et les téguments se parcheminent; de nombreux pigments apparaissent.

Il est bon de s'opposer dès le début à cette insuffisance de secrétion cutanée : la peau est un émonçtoire précieux de l'acide urique et des déchets qui, restant dans le sang en augmentent la densité.

Les massages, quelques bains d'air sec, de térébenthine (méthode Encausse) peuvent être très utiles quand l'arthritique s'aperçoit de cet état de la peau.

XIX. — **Quelques mots sur les localisations cancéreuses.**

SEINS — UTÉRUS — BOUCHE — DÉNOMINATIONS SPÉCIALES — LEUR INUTILITÉ PRATIQUE. — IL FAUT DISTINGUER LE CANCER CHEZ LA FEMME ET CHEZ L'HOMME.

Pourquoi y a-t-il plus de cancer chez la femme que chez l'homme?

Notre réponse sera brève : *Parce qu'il y a beaucoup plus de femmes que d'hommes qui* ÉCHAPPENT *à la tuberculose.* Ce sont les femmes ayant échappé par l'arthritisme à la tuberculose, qui succombent plus tard au cancer, dès qu'elles sont atteintes par la dépression nerveuse et la basse température.

*
* *

Tout cela aurait besoin d'être discuté, analysé, démontré : il faudrait des volumes où nous ne pouvons que mettre deux lignes.

*
* *

N'y a-t-il pas une autre raison ?

C'est toujours la même, au fond. La femme luttte mieux que l'homme contre la tuberculose, parce qu'elle est plus nerveuse, et *plus riche en sucre. Le glycogène,* qu'elle porte en réserve pour la maternité, est *une défense contre la tuberculose. C'est une prédisposition à l'arthritisme d'abord, à la cancérose ensuite.*

Le sein et l'utérus sont ses deux organes les plus riches en glycogène, surtout quand il n'y a pas eu d'allaitement ou de génération.

Sur 1.000 cas de cancer chez la femme, le sein est le siège 522 fois ; l'utérus 300 fois ; le foie 50 fois ; après, la bouche, le rein, l'intestin, etc.

*
* *

LA GLANDE MAMMAIRE. -- La glande mammaire a des lobes ayant chacun leur conduit excréteur.

Quand on examine une glande mammaire, à la ménopause, on voit que les canaux galactophores sont obstrués de matière graisseuse et sucrée à la fois : *Broyée dans de l'eau*, avec un peu de levûre de bière, la fermentation est assez rapide et l'on comprend immédiatement la facilité avec laquelle peuvent évoluer des cellules restées à l'état embryonnaire comme celles de ces glandes.

Quand Récamier comprimait les seins cancéreux, il voulait empêcher le sang de gonfler les seins. Nous le faisons encore pour empêcher les montées de lait chez les nourrices qui sèvrent leur nourrisson.

Le sang afflue vers le sein contusionné : la simple contusion amène très souvent une *induration*, après cinq ou six semaines, sans avoir provoqué une *ecchymose immédiate*. D'où cette induration ? Le plus souvent, parce que les corpuscules de tissu conjonctif et épithélial ont trouvé autour d'eux la quantité de glycogène nécessaire pour se reproduire et former une agglomération *avec tendance à l'enkystement.*

La *tendance à l'enkystement doit être favorisée* quand un massage très léger n'a pas donné un résultat au bout de deux jours.

S'enkyster, c'est constituer une membrane limitante.

Les levûres seules la fabriquent dans les fœtus.

L'abondance des lymphatiques est caractéristique dans les seins de la femme : ces vaisseaux constituent un véritable réseau autour des lobules et se rendent aux ganglions axillaires avec les lymphatiques de l'auréole et du mamelon.

Les nerfs venus des intercostaux, des branches thoraciques du plexus brachial, pour la peau des rameaux sous-claviculaires du plexus cervical se perdent dans l'épaisseur de la glande.

Toutes les glandes dites en grappe sont sujettes à l'infection cancéreuse qui, contrairement à l'infection tuberculeuse, bacille de Koch, se développe plus à l'abri de l'air que dans l'air, ce qui explique la différence d'évolution.

Généralement, l'*induration* n'est qu'une hypertrophie d'un ces lobes, et tout peut s'arrêter à cette première phase d'évolution.

Le tissu *épithéloïde* est très abondant ici, ainsi que le tissu conjonctif à noyaux. De là sa facile prolifération, même par *cause mécanique.*

Une compression du corset peut suffire quelquefois.

Le derme du mamelon est fécond en papilles, et il offre une couche cornée et pigmentée, avec de nombreuses glandes sébacées : quand les cellules profondes s'agglutinent pour former la tumeur, elles font rentrer le mamelon, en attirant à elles le *tissu conjonctif.*

C'est toujours le tissu conjonctif ou passif qui prolifère dans le cancer.

*
* *

L'UTÉRUS. — Le col épithéliomateux est la forme la plus fréquente.

Le cancer peut envahir toute la cavité utérine et s'étendre par les innombrables lymphatiques dans les annexes et les organes voisins.

Le cancer de ces deux organes, *chez la femme*, forme la proportion la plus importante de la statistique moderne.

*
* *

La proportion est saisissante :

620	tumeurs	mammaires.
214	—	utérines.
166	—	diverses
1.000	tumeurs.	

*
* *

Du côté de l'homme, voici approximativement la donnée de la statistique :

Bouche, langue, glandes salivaires.	410
Estomac, pancréas, intestin.......	180
Foie et médiastin................	100
Autres organes : os, sein, peau...	310
Cas :	1.000

Ici, encore, les glandes à sucre ou à diastases sont les plus souvent atteintes.

XX. — Le végétarisme et le cancer

TRAPPISTES. — ARABES. — JAPONAIS.
INDIENS.

Ayant observé — après les expériences de Trasbot — que le cancer évolue principalement chez les *carnivores*, nous avons voulu savoir s'il existait chez les végétariens et les animaux herbivores.

Les vétérinaires déclarent qu'il n'y a de cancer que chez les chiens ; chez les chats, très rarement ; la maladie serait peu connue chez les chevaux, les vaches et les bœufs, en un mot, chez les herbivores.

On peut donner à cette constatation, une interprétation spéciale :

Les animaux herbivores, cheval, bœuf, vache n'atteignent presque jamais l'âge où le cancer éclate. On a tout intérêt à les sacrifier avant la décrépitude.

Le chien est peut être le seul animal qu'on conserve avec soin : il mange de la viande et il est souvent rhumatisant et cancéreux.

La chatte le devient au contraire très rarement.

*
* *

Le cancer chez l'oiseau des jardins d'acclimatation n'est pas connu. C'est le seul qui soit conservé longtemps.

Il est vrai que sa température élevée le protège contre le cancer.

Nous avons vu ailleurs comment le bacille de Koch évolue en *tumeurs volumineuses et marbrées* chez la carpe, de 26° à 28°.

*
* *

Il était intéressant de consulter la statistique du seul ordre religieux où l'observance du végétarisme soit conservée en Europe, les Trappistes.

Le supérieur du monastère d'Aiguebelle, ancien médecin traitant, a bien voulu faire notre enquête : il a pu signaler un seul cas douteux (carcinome stomacal) chez un vieillard de 74 ans, en l'espace de 27 ans.

C'est concluant.

Nous avons porté alors nos investigations du côté des femmes arabes, végétariennes, nous affirme-t-on. Le docteur Robert, professeur du Val-de-Grâce a obtenu de son enquête une réponse tres affirmative sur l'extrême rareté du cancer chez la femme arabe. Dans les consultations externes données par nos médecins militaires à Constantine, à Oran, à Tlemcen, on a pu relever à peine quatre cas en dix ans.

C'est encore concluant.

Nous dirons également que des médecins des Flandres, des Pyrénées, des Alpes signalent la même rareté dans les campagnes où les femmes et les hommes ne mangent de la viande que très exceptionnellement.

*
* *

Autre question :

Faut-il attacher une grande importance aux noms si divers appliqués aux cancers ?

Nous ne pensons pas que le tissu où se développe la cellule *embryonnaire*, importe beaucoup dans la question du cancer.

La marche de la maladic est bien plus sous la dépendance de l'état général du malade que de son état local.

Il y a toujours une *infection générale*, en même temps que l'*infection locale*.

*
* *

Il faut, avant tout, empêcher la tumeur de communiquer ses déchets aux lymphatiques et au sang.

C'est pour cela que nous essayons de circonscrire les tumeurs en pratiquant les injections de ferments dans la région lymphatique correspondante.

*
* *

On appelle *lymphadénome*, celle qui se développe dans le tissu lymphoïde : *ganglions lymphatiques*.

Le *sarcome* (chair), évolue dans le type embryonnaire conjonctif principal.

Le *carcinome* est plus dur, plus serré.

Le *squirrhe* est presque fibreux.

L'*ostéo-sarcome* est à la fois osseux et charnu.

L'*épithélioma* est épithéloide, plus superficiel que tous autres, qu'il soit à la peau ou aux muqueuses.

*
* *

La cellule *embryonnaire a son caractère transitoire, dans tout tissu* : celui-ci abonde avec sa forme osseuse, charnue, glandulaire, épithéliale, dure ou molle, ulcérante ou sous-jacente, à l'air ou à l'abri de l'air.

*
* *

Il est facile de comprendre combien toutes

ces conditions peuvent influer sur la forme même du *microbe excitateur*.

A Berlin, on a donné dernièrement une statistique que nous voudrions voir confirmer pour y attacher une réelle importance : C'est une sorte de distribution des cas de cancer par professions :

En première ligne, figurent les *éleveurs de bestiaux*, et les ouvriers des plaines de *Poméranie*, Le chiffre est énorme !....			25 0/0
Après eux, viendraient		les *maraîchers*	12 —
—	—	les cuisinières...	7 —
—	—	les employés....	6 —
—	—	les blanchisseurs.	6 —
—	—	les littérateurs...	4 —
—	—	les maçons......	3 —
—	—	les lithographes.	3 —

D'après cette observation, il y aurait les gros mangeurs de viande, marchands de bestiaux — mais les *maraîchers* qui suivent — comment expliquer le fait ?

— On sait que dans les plaines d'Avon, près Fontainebleau, on a signalé la fréquence du cancer, dans les endroits les plus humides. — L'humidité des forêts serait un facteur important.

XXI. — Le cancer et la Radiothérapie

DE QUELQUES ACCIDENTS DUS A CES NOUVELLES MÉDICATIONS.

Nous ne pouvons pas terminer ce livre, sans dire un mot sur ce sujet « à la Mode ».

« La radiothérapie paraît être une arme à deux tranchants, dans le genre du sabre de M. Prudhomme. Elle peut guérir le cancer, mais elle peut aussi le produire. Un ingénieur, ancien assistant du laboratoire d'Edison, vient de mourir dernièrement d'un cancer des deux bras. Son histoire, telle que la publie Allen, dans son récent *Traité de radiothérapie*, est des plus instructives.

« Le travail de cet ingénieur consistait à fabriquer et à contrôler les tubes pour rayons X. Au bout d'un an de ce travail, il commença à souffrir d'un érythème des mains, ressemblant à un violent coup de soleil. Puis survinrent des plaies et des rétractions du derme. Trois ans après le début de l'affection, il existait une ulcération profonde sur le dos du poignet et de nombreuses taches purpuriques disséminées sur les avant-bras, les poignets et la face dorsale des mains. Plusieurs opérations furent pratiquées, mais sans résultat, l'affection continuant à progresser, et l'amputation même de l'avant-bras ne put que retarder l'issue fatale.

« Un autre cas est celui d'un médecin de Rochester, adepte fervent de la radiothérapie qui dut subir l'amputation totale d'une main et partielle de l'autre à la suite de lésions provoquées par les rayons X.

« Le cas du docteur Blacker, mort l'année dernière d'un cancer du bras, est aussi bien connu. Ce médecin spécialiste en rayons X avait eu des brûlures par rayonnement du dos de la main qu'il négligea ou traita mal, jusqu'à ce qu'un épithélioma se développât sur les plaies, s'étendant au bras et aux ganglions de l'aisselle, et rendant toute opération inutile.

« On a voulu voir dans ces faits une preuve ou un argument en faveur de la contagiosité du cancer. Mais le cas de l'assistant d'Edison démontre qu'il n'est pas nécessaire de soigner des cancéreux pour voir une épithélioma se développer sur une brûlure par rayons X.

« Maintenant comment ces rayons peuvent-ils agir tantôt comme remède, tantôt comme cause du cancer ? C'est là un de ces problèmes mystérieux dont la solution, comme le dit Allen, pourrait sans doute conduire à la découverte de la pathogénie exacte des tumeurs malignes. (*Méd. moderne*, p. 354, 1904.)

Nous pouvons ajouter deux observations personnelles à celles données ici par « *la Médecine Moderne* ».

La première se rapporte à une dame de nos amies que nous avions soignée, il y a près de dix ans, pour un *fibrome*. Cette personne très-connue à Clermont-Ferrand ayant ouï parler des merveilleux effets des Rayons X sur les tumeurs, avait demandé l'application des fameux rayons.

Après la troisième séance, elle se plaignit d'une sorte de *brûlure intérieure*, bien intérieure en effet, car la peau du ventre n'offrait même pas la moindre trace d'érithème, ni de « rougeur : « C'est une idée, Madame, lui dit « le confrère électrothérapeute. Continuons, « vous verrez bien que cela se passera ».

On continua, mais après dix séances, « l'idée » de la malade persistait et la *brûlure intérieure* dont elle se plaignait paraissait plus aiguë ; la paroi abdominale commençait à se tendre « comme une peau de tambour » m'écrivit-on alors... A quelques jours de là, la tension était énorme : la malade souffrait effroyablement ; on la piqua à la morphine sans la calmer. Bref, il se fit comme une longue crevasse le long de la ligne blanche et la peau *éclata* littéralement du dedans en dehors. Ce fut une plaie horrible, des souffrances tellement grandes que la malade se serait suicidée, sans la surveillance de ses proches. Elle vécut encore deux mois et mourut d'une fin atroce. Notre confrère, effrayé de cet état vint à Paris faire examiner son appareil : on mit sur le compte d'une lentille cet accident très-grave.

*
* *

Une autre malade qui nous avait été adressée comme « un *magnifique exemple de guérison* » par un de nos plus distingués électriciens de Paris, partit pour la province. Nous avions été frappés nous-mêmes de la belle cicatrisation obtenue sur un *nez épithéliomateux* et nous l'avions félicitée du résultat.

Après un mois, on nous écrivait pour nous prier de reprendre là-bas la médication *par les ferments antinéoplasiques :* La récidive de l'épithélioma s'était produite avec accompagnement de brûlures profondes intolérables. Un confrère d'Alençon, témoin de plusieurs guérisons par les ferments, enraya le mal et les dernières nouvelles reçues sont des plus satisfaisantes.

*
* *

Ici encore, les rayons X se sont trouvés

perturbateurs et *paralyseurs* des *centres trophiques* dont nous parlons dans notre chapitre intitulé : « *Le rôle des centres morphologiques* dans le cancer ». C'est à l'influence directe sur les nerfs trophiques que nous croyons devoir attribuer les bons et les très mauvais effets de la radiothérapie.

*
* *

Quand les rayons X ne font que donner une impulsion à des nerfs trophiques déjà atteints par des névralgies anciennes, l'action peut être simplement *stimulante*, comme l'action de la quinine ou de la strychnine ; elle peut être *bienfaisante* et les *centres morphologiques*, dont Claude Bernard nous montre l'importance capitale dans les restaurations cellulaires, en reprenant leur tension, peuvent aider à la cicatrisation.

*
* *

L'effet contraire peut se produire si les rayons X amènent une lésion de ces mêmes *fibres trophiques* : Claude Bernard démontre que toute portion du corps qui perd son centre morphologique ne peut se nourrir et tombe gangrenée, si l'on n'en fait l'ablation.

*
* *

La conclusion qui se dégage de tous ces faits, c'est que l'on a eu le tort de marcher trop vite en célébrant *urbi et orbi* les trop nouvelles victoires de la radiothérapie.

Un peu de réserve s'imposerait avant de lancer les médecins dans les frais des installations électriques.

Il y a huit ans que nous avons mis au rancart des appareils que nous avons payés très cher, pour ne nous en servir que dix ou douze fois, sans le moindre résultat, d'ailleurs.

XXII. — **Conclusions**

LE CANCER EST UN TISSU EMBRYONNAIRE : IL NE PEUT ARRIVER A ÊTRE DÉFINITIF OU ADULTE QUE PAR LES FERMENTS FIGURÉS QUE NOUS AVONS INTRODUITS DANS LA THÉRAPEUTIQUE.

*
* *

Ainsi que le lecteur impartial a pu le voir, notre travail résume des *doctrines nouvelles* basées sur le fait de la *découverte des ferments figurés qu'on rencontre dans les fœtus animaux*.

Ces levûres sont l'origine des ferments figurés du sang. On les trouve dans les tissus embryonnaires.

*
* *

Quand nous traitons le cancer par les ferments, nous imitons la Nature elle-même.

*
* *

Les ferments ont la propriété de dédoubler le glycogène, sans lequel la tumeur ne peut vivre.

*
* *

Privée de cette nourriture, d'un côté, et poussée vers un processus ultérieur par la fermentation, la cellule embryonnaire peut devenir adulte, former du tissu *fibreux* ou *limitant*, comme l'appelle très justement Claude Bernard.

Nous croyons même, pour l'avoir observé souvent, qu'il y a de véritables régénérations d'organes — dans le sens du rétablissement des fonctions inhérentes aux organes atteints de néoplasies, comme l'estomac, l'intestin, les glandes salivaires, etc...

***

Enfin, nous concluons à la guérison du cancer, non pas *en théorie*, *mais en pratique*, en signalant de nom breuses observations de cas où le diagnostic ne pouvait laisser aucun doute.

XXIII. — Une série d'observations

Bien qu'un certain nombre de nos malades guéris nous en ait priés, nous ne voulons point abuser de leur bonne volonté, en donnant ici les noms et adresses des personnes qui sont redevables de la vie à notre traitement.

Des réclamistes (nouvelle manière) peuvent se livrer à ces exhibitions de lettres et de portraits et certificats, dans les journaux politiques.

Nous ne croyons pas qu'il faille les imiter, même pour être mieux apprécié.

Nos malades ont droit au secret professionnel, et nous avons le devoir d'être circonspect, quand il s'agit de tuberculose ou de cancérose : La *vie privée* de chaque famille doit être avant tout respectée.

OBSERVATION I

Carcinome de l'estomac

Céline G... 99, boulevard Haussmann. Vue par le docteur Legroux et moi, mourant d'inanition par obstruction pylorique due à une tumeur énorme. La première intervention eut lieu le 3 décembre 1893.

La malade eut une récidive quatre ans après ; une deuxième, il y a deux ans. Elle continue à se porter très bien. Elle est connue de nombreux médecins. La tumeur est réduite au volume d'une grosse noisette.

Au moindre vomissement, nous la traitons par notre méthode et tout rentre dans l'ordre. Il y a près de deux ans que nous n'avons pas dû intervenir : elle a maintenant 68 ans et sa guérison remonte à onze ans passés.

Observation II

Tumeur située entre le canal cholédoque et le pylore.

Quand nous intervenions, M. D. est regardé comme incurable par MM. Potain, Dieulafoy Duguet et d'autres, car il a consulté de nombreux médecins. Son teint jaune pâle imposait le diagnostic, ainsi que les hématémèses et les vomissements incessants.

Il a été guéri : depuis neuf ans il n'a pas eu de rechute, malgré les émotions morales les plus pénibles.

Observation III

Carcinome stomacal, émaciation effrayante

M. R... de Paimbœuf a été vu par le docteur Bousseau de Paimbœuf et moi devant ses enfants accourus pour ses derniers moments.

Deux mois après, le docteur Bousseau nous écrivait : « Je viens de voir de loin

M. R... allant à ses vignes : il allait aussi vite que j'aurais pu le faire. » — La guérison fut complète.

Observation IV

Epithelioma de la vessie inopérable

M. V. R.... de Saint-Père-en-Retz (Loire-Inférieure) vu par M. Malherbe de Nantes, Monod de Paris et d'autres spécialistes. Hématurie constante, lors de notre intervention il y a cinq ans.

Tout son entourage très connu et des plus distingués admire, comme nous, le *résultat constant* des ferments antinéoplasiques, dès la moindre alerte.

Observation V

Lymphosarcome de la moëlle épinière.

Intervention avec le docteur Caussade, médecin des hôpitaux, qui rend témoignage à la rapidité de l'action des ferments.

Observation VI

Carcinome opéré, récidive et dissémination ganglionnaire

Intervention avec le professeur Chantemesse qui veut bien rendre justice à l'efficacité du traitement dans la mesure où il pouvait opérer.

Observation VII

Carcinome stomacal.

M. M..., soigné dans le service de M. Albert Robin, à la Pitié. Le résultat immédiat a été surprenant. Le docteur Robin s'est plu à le reconnaître.

Observation VIII

Cancer du rectum

M. V. D..., de Châlons-sur-Marne, vu par le docteur Brettenacker et nous, a bénéficié de notre méthode plusieurs années.

Observation IX

Cancer de l'utérus

Mme B..., opérée deux fois, souffrait de douleurs intolérables : après notre traitement elle a pu refaire de longues promenades; témoin, le docteur Hugenschmidt.

Observation X

Epithélioma du cuir chevelu

M. J. V... a vu rétrocéder le mal jusqu'aux oreilles.

Observation XI

Cancer récidivé du sein droit

Intervention après la récidive des ganglions axillaires, et sous-scapulaires : Il y a six ans que le mal est arrêté. Le docteur Dufossé (de Sablé) est le médecin témoin de la cure.

Observation XII

Cancer inopérable du sein gauche

Mme Ch..., de Melun. La tumeur présente quatre lobes qui se sont enkystés depuis six ans ; malgré tous les chagrins et troubles moraux, aucune rechute ne s'est manifestée.

Observation XIII

Cancer de l'intestin. Mœlena. Hémorrhagies

Mme B. P..., Farnborough (Angleterre), guérie depuis huit ans. — Tendance à l'obésité.

Observation XIV

Carcinome récidivé du sein gauche

M. W..., de Lemington (Angleterre) a vu la récidive survenir trois mois après l'ablation du sein. Douleurs intolérables, cicatrices ulcérées en trois points. Etat très stationnaire, santé presque parfaite depuis plus de trois ans.

Observation XV

Lymphadénome à marche rapide

M. D..., mécanicien : *cou césarien* énorme. Dès la première intervention, toute la tumeur en bloc semble se dissocier pour laisser apparaître, au palper, plus de vingt à vingt-cinq gros ganglions.

Après trois injections de ferments antinéoplasiques, il peut reprendre son travail. La respiration très défectueuse avant l'intervention est redevenue normale.

Observation XVI

Lymphadénome sous-maxillaire

Mme la comtesse de R... a essayé toute espèce de traitements pour vaincre ce qui était une difformité.

Guérison en moins de trois mois après trois interventions.

Observation XVII

Cancer intestinal du colon ascendant

M. B..., de Moscou, épuisé par les hémorrhagies quand nous intervenons, souffrances intolérables, vomissements avec menaces de péritonite.

Au bout d'un mois, il quitte la campagne pour la ville, peut manger et marcher. Le malade est malheureusement devenu morphinomane : ce qui retardera la guérison.

Observation XVIII

Carcinome du sein droit avec glandes axillaires

Mlle S..., canton du Vilvorde, vue avec le docteur de Coninck. Trois mois de traitement, succès complet et disparition de toute tumeur.

Observation XIX

Ostéo-sarcome du maxillaire supérieur chez une enfant de 4 ans

La jeune E. V..., opérée par M. Delagénière (du Mans), vue par le docteur Sauvez (de Paris) et M. Quénu. Pronostic fatal à brève échéance, de l'avis de tous et de moi-même.

Il y a cinq ans que la guérison se maintient.

Observation XX

Ostéosarcome de la hanche droite.

Mlle de N., 35 ans — tumeur énorme : soins pendant un an — réduction d'un tiers. — Récidive après deux ans : réduction nouvelle. La malade marche un peu. Nous espérions une survie de quelques mois : *nons sommes à la sixième année* : La tumeur subit de temps en temps une poussée : mais la vie se passe sans grande souffrance, l'état général est très bon, le moral gai ; il y aurait tendance à l'obésité.

Observation XXI

Fibro-sarcome utérin.

Mme B... soignée pour fibro-sarcome utérin par nos éminents professeurs Berger et Landouzy. Opération déclarée urgente devant la fin imminente. Refus de l'opération par la malade.

Nous instituons notre traitement intensif. Trois mois après, la tumeur avait disparu ; la patiente partait pour la campagne.

Il n'y a pas de récidive ; la santé est parfaite, sans autre trace de tumeur qu'une légère induration.

Observation XXII

Fibro-sarcome ovarique.

Mme de S. B. a été jugée inopérable par nos meilleurs gynécologistes ; dans l'impossibilité de marcher sans grande souffrance, et même de se tenir debout — cachexie menaçante — amaigrissement progressif — moral neurasthénique lamentable — crises de désespoir fréquentes avec sanglots.

Intervention il y a deux ans. Guérison qui s'accentue malgré la grande rareté de l'application des ferments antinéoplasiques. La guérison définitive paraît assurée.

Observation XXIII

Ostéo-sarcome pubien gauche chez un jeune homme de 17 ans.

Georges F. est à l'Ecole normale : il ne peut plus marcher et s'est aperçu d'une grosseur qui augmente très rapidement. — Notre distingué confrère, M. Beurnier, chirurgien des hôpitaux, et le docteur Monin, le grand vulgarisateur scientifique ont diagnostiqué l'ostéo-sarcome. M. Monin pense alors à notre méthode et nous l'adresse.

Après deux mois, toutes les glandes de l'aine avaient disparu, la tumeur se réduisait à chaque intervention et le jeune normalien suivait les promenades de ses camarades. Aux vacances, il partait pour la vallée d'Annecy, où il faisait d'imprudentes excursions.

Observation XXIV

Sarcome du sein gauche.

Mme C... de Cowes devait-être opérée du sein gauche, dans la huitaine, quand on lui conseilla d'essayer notre méthode de traitement stomacal par les *ferments antinéoplasiques* en poudre.

Elle prit cinq cuillerés à café par jour.

L'effet fut si prompt, que le mari de la jeune femme refusa l'intervention chirurgicale. Il y a plus de deux ans que la rétrogression de la tumeur s'est faite.

Il n'y a aucune menace de retour.

Observation XXV

Carcinome opéré. Récidive. Nombreux ganglions axillaires.

Mme A..., femme d'un gendarme d'Alençon nous est présentée par Mme T... devant le Dr Couderc, qui après avoir continué notre traitement, nous écrit : « C'est un plein succès. »

*
* *

Nous terminons ici cette énumération d'observations. Nous les avons abrégées autant que possible; nous aurions été forcés de faire trop de REDITES, *rien ne ressemblant malheureusement à un cancer comme un autre cancer.*

C'est l'histoire classique dans sa laconique et sempiternelle tristesse que renferment tous les documents sur ce sujet.

BIBLIOTHÈQUE NATIONALE
R F
DÉPÔT LÉGAL

IMP. F. DEVERDUN, BUZANÇAIS (INDRE)

En préparation :

LA GUÉRISON DE LA TUBERCULOSE

Par le Dr Félix De Backer

www.ingramcontent.com/pod-product-compliance
Lightning Source LLC
Chambersburg PA
CBHW061342060726
47597CB00003B/677

* 9 7 8 2 0 1 3 0 7 1 1 5 4 *